Daniel Reißmann, Ragna Lamprecht
Zahn- und Mundgesundheit im Alter

Praxiswissen Gerontologie und Geriatrie kompakt

―

Herausgeber der Reihe:
Adelheid Kuhlmey und Wolfgang von Renteln-Kruse

Band 8

Daniel Reißmann, Ragna Lamprecht

Zahn- und Mundgesundheit im Alter

—

DE GRUYTER

PD Dr. Daniel R. Reißmann, MSc
Oberarzt und Forschungskoordinator
Zentrum für Zahn-, Mund- und Kieferheilkunde (ZMK)
Poliklinik für Zahnärztliche Prothetik
Universitätsklinikum Hamburg-Eppendorf

Ragna Lamprecht
Zahnärztin
Zentrum für Zahn-, Mund- und Kieferheilkunde (ZMK)
Poliklinik für Zahnärztliche Prothetik
Universitätsklinikum Hamburg-Eppendorf

ISBN 978-3-11-051806-1
e-ISBN (PDF) 978-3-11-051921-1
e-ISBN (EPUB) 978-3-11-051807-8

Der Verlag hat für die Wiedergabe aller in diesem Buch enthaltenen Informationen mit den Autoren große Mühe darauf verwandt, diese Angaben genau entsprechend dem Wissensstand bei Fertigstellung des Werkes abzudrucken. Trotz sorgfältiger Manuskriptherstellung und Korrektur des Satzes können Fehler nicht ganz ausgeschlossen werden. Autoren und Verlag übernehmen infolgedessen keine Verantwortung und keine daraus folgende oder sonstige Haftung, die auf irgendeine Art aus der Benutzung der in dem Werk enthaltenen Informationen oder Teilen davon entsteht.

Die Wiedergabe der Gebrauchsnamen, Handelsnamen, Warenbezeichnungen und dergleichen in diesem Buch berechtigt nicht zu der Annahme, dass solche Namen ohne weiteres von jedermann benutzt werden dürfen. Vielmehr handelt es sich häufig um gesetzlich geschützte, eingetragene Warenzeichen, auch wenn sie nicht eigens als solche gekennzeichnet sind.

Library of Congress Cataloging-in-Publication Data
A CIP catalog record for this book has been applied for at the Library of Congress.

Bibliografische Information der Deutschen Nationalbibliothek
Die Deutsche Nationalbibliothek verzeichnet diese Publikation in der Deutschen Nationalbibliografie; detaillierte bibliografische Daten sind im Internet über
http://dnb.dnb.de abrufbar.

© 2018 Walter de Gruyter GmbH, Berlin/Boston
Einbandabbildung: Wavebreakmedia Ltd/Wavebreak Media/Thinkstock
Satz: PTP-Berlin, Protago-TEX-Production GmbH, Berlin
Druck und Bindung: CPI books GmbH, Leck
♾ Gedruckt auf säurefreiem Papier
Printed in Germany

www.degruyter.com

Vorwort

Das Wissen über das Alter(n) und damit einhergehende Veränderungen nimmt permanent zu.[1] Den Überblick zu behalten, ist aufgrund raschen Wissenszuwachses nicht einfach. Zudem vergeht i. d. R. erhebliche Zeit, bis Wissen mit Anwendungsbezug im Alltag verfügbar ist und seinen Niederschlag findet. Deshalb werden in der Buchreihe **„Praxiswissen Gerontologie und Geriatrie kompakt"** Themen und aktuelle Wissensbestände dargelegt, die für die tägliche Praxis professioneller Arbeit hohe Bedeutung haben. Die Reihe richtet sich an alle Berufsgruppen in gesundheitsrelevanten Versorgungsbereichen für ältere und alte Menschen. In Deutschland verfügen jedoch relativ wenige der ca. 2,7 Mio. Mitarbeiterinnen und Mitarbeiter der Gesundheitsberufe über spezielle gerontologisch und/oder geriatrische Aus- oder Weiterbildungen.[2] Um u. a. auch der Forderung nach Verbreitung multiprofessioneller Kompetenz[3] zu entsprechen, werden in dieser Reihe Ergebnisse aus Versorgungs- und Public-Health-Forschung, aus Klinischer- und Grundlagenforschung aufbereitet.

Der 8. Band dieser Reihe widmet sich der „Zahn- und Mundgesundheit im Alter". Diese Thematik wird in altersmedizinischer Sichtweise besonders rasch als praktisch bedeutsam erkannt. Es bestehen nachweislich ungünstige Zusammenhänge zwischen geringer Zahn- und Mundgesundheit und gesundheitsbezogener Lebensqualität, und aktuelle Daten fanden auch Verknüpfungen zur Einsamkeit alter Menschen.[4] Vordergründig einleuchtend sind Zusammenhänge zur Ernährung und zum Ernährungszustand, denn „Essen und Trinken halten nicht nur Körper und Seele zusammen", sondern der Ernährungszustand ist auch ein immens wichtiger, weil klinisch prognostischer Faktor. Schließlich spielen ernährungsabhängige Einflüsse eine zentrale Rolle bei der Entwicklung von Frailty (Gebrechlichkeit) im Alter.

Insofern ist es erfreulich, dass vieles darauf hindeutet, dass sich insgesamt das Niveau von Zahn- und Mundgesundheit auch in der älteren Bevölkerung zu verbessern scheint.[5] Die Autoren führen im vorliegenden Band aus, dass sich der Trend zur Verbesserung fortsetzt. Gleichwohl ist objektive Behandlungsbedürftigkeit v. a. bei Menschen sehr hohen Lebensalters und bei Personen bestimmter Risikogruppen wie hilfs- und pflegebedürftigen Menschen eben doch sehr häufig feststellbar. Der Bedarf

---

[1] Gruss P. (Hrsg.) Die Zukunft des Alterns. Die Antwort der Wissenschaft – Ein Report der Max-Planck-Gesellschaft. München. C.H. Beck, 2007.
[2] Statisches Bundesamt 2010. Beschäftigte im Gesundheitswesen. Im Internet unter: http://www.gbe-bund.de [letzter Zugriff: 19. Mai 2016].
[3] Nationale Akademie der Wissenschaften Leopoldina, acatech – Deutsche Akademie der Technikwissenschaften, Union der deutschen Akademien der Wissenschaften (Hrsg.) Medizinische Versorgung im Alter – Welche Evidenz brauchen wir? Halle (Saale), 2015.
[4] Rouxel P, Heilmann A, Demakakos P et al. Oral health-related quality of life and loneliness among older adults. Eur J Ageing 2017;14:101-109.
[5] Robert Koch Institut, Berlin (Hrsg.) Mundgesundheit. 2009.

für zahnmedizinische Prophylaxe und Behandlung in der älteren Bevölkerung wird in Zukunft weiter steigen. Dieses Buch beschreibt deshalb u.a. auch eine Vielzahl an „Barrieren", die eine Inanspruchnahme zahnmedizinischer Versorgung älterer Menschen erschweren. Es gilt also, „Barrieren" zu beseitigen, wo das z.B. strukturell möglich ist, auf jeden Fall jedoch zu überwinden.

Ausgehend von der Erläuterung fachlicher Begrifflichkeiten und der Darstellung altersassoziierter physiologischer Gegebenheiten werden klinische Befunde, ihre Wechselwirkungen zur allgemeinen Gesundheit sowie ausgewählten Krankheiten im Alter dargelegt. Die Versorgungssituation und konzeptionell innovative Ansätze zur Verbesserung der Ist-Situation werden dann ausführlich erläutert. Die Schlussfolgerungen sind deutlich, und es ist in der Tat mit den Autoren zu wünschen, „dass sich die zahnmedizinische Versorgung von alten und pflegebedürftigen Menschen durch Ausbau bereits etablierter Ansätze und Etablierung neuer Initiativen weiter verbessert."

Als Herausgeber danken wir der Autorin und dem Autor für ihre Arbeit zu diesem Band, der einen aktuellen Überblick schafft und dem wir breite Verbreitung wünschen. Dem Verlag Walter De Gruyter sind wir auch weiterhin sehr dankbar dafür, dass er unsere Ideen zu dieser interdisziplinären Reihe weiter umsetzt.

Adelheid Kuhlmey und Wolfgang von Renteln-Kruse
Berlin und Hamburg, September 2017

Geleitwort

Liebe Leserinnen, liebe Leser,

wir alle wissen, was uns der Blick auf die Bevölkerungspyramide verdeutlicht: Mehr denn je sind schlüssige Versorgungskonzepte für ältere und pflegebedürftige Menschen gefragt. Denn inzwischen ist jeder fünfte Deutsche 65 Jahre und älter. Bis zum Jahr 2030 wird der Anteil dieser Bevölkerungsgruppe sogar auf knapp 30 % steigen. Lange Zeit spielte das Thema orale Prävention im Alter und bei Pflegebedürftigkeit in der Gesundheitspolitik nur eine untergeordnete Rolle. Viele vorhandene Potenziale bei Zahnärztinnen und Zahnärzten und bei den Menschen mit Hilfe- und Pflegebedarf blieben so ungenutzt. Angesichts der demographischen Entwicklung müssen aber auch Fragen nach der optimalen zahnärztlichen Prävention und Gesundheitsvorsorge im Alter thematisiert werden.

Einerseits ist die zahnmedizinische Prävention in Deutschland eine Erfolgsgeschichte. Die Mundgesundheit von Senioren mit Unterstützungsbedarf und von Menschen mit Behinderungen ist andererseits jedoch deutlich schlechter als die des Bevölkerungsdurchschnitts, weil sie sich wegen der alters- oder krankheitsbedingten Beeinträchtigungen meist nicht mehr eigenverantwortlich um ihre Mundhygiene kümmern können. Häufig haben sie Schwierigkeiten, eine Zahnarztpraxis aufzusuchen. Ihre Kooperationsfähigkeit ist zum Teil stark eingeschränkt. Mangelhafte Mundhygiene und eingeschränkte zahnärztliche Betreuung führen zu Defiziten bei der Mundgesundheit mit negativen Folgen für die Allgemeingesundheit und die Lebensqualität.

Das vorliegende Buch widmet sich diesen und weiteren Herausforderungen der zahnmedizinischen Versorgung im Alter, denn ältere und alte Menschen gehören zur heterogensten Patientengruppe im zahnärztlichen Arbeitsalltag. Neben den sehr unterschiedlichen zahnärztlichen und ärztlichen Befunden, der unterschiedlichen Belastbarkeit in der Therapie sowie der Fähigkeit, die Mundhygiene selbstständig durchzuführen, gibt es eine Vielzahl von Patientenwünschen, aber auch von finanziellen Implikationen.

Wir beobachten gleichzeitig, dass Senioren mit zunehmendem Alter und abnehmender Zahnzahl zahnärztliche Vorsorgeuntersuchungen und Behandlungen immer seltener in Anspruch nehmen. Hier zeigt sich eine Diskrepanz zwischen dem zahnmedizinisch objektivierbaren Behandlungsbedarf und dessen subjektiver Einschätzung. Der Eintritt ins Rentenalter bedeutet für viele Menschen den Rückzug aus dem öffentlichen Leben. In diesen Fällen nachlassender Motivation ist es besonders wichtig, die zahnmedizinische Notwendigkeit einer Vorsorge und Therapie zu betonen und auf die möglichen Auswirkungen chronischer oraler Entzündungszustände auf den allgemeinen Gesundheitszustand zu verweisen.

Deshalb sind auch präventionsorientierte Leistungen für diese Zielgruppen so wichtig. Denn damit lassen sich umfangreiche und invasive zahnmedizinische Eingriffe vermeiden. Diesem erhöhten Versorgungsbedarf trugen die Regelungen des Sozialgesetzbuchs V (SGB V) über viele Jahre hinweg jedoch kaum Rechnung. Die notwendigen Maßnahmen im Bereich der zahnärztlichen Prophylaxe, der Behandlung und der aufsuchenden Betreuung wurden deshalb im Jahr 2010 im Konzept „Mundgesund trotz Handicap und hohem Alter" von der Bundeszahnärztekammer (BZÄK) und der Kassenzahnärztlichen Bundesvereinigung (KZBV) gemeinsam mit Fachverbänden beschrieben. Im Mittelpunkt steht ein Präventionsmanagement für Hochbetagte, Pflegebedürftige und Menschen mit Behinderungen, das 2016 in § 22a SGB V verankert wurde und nach dem Pflegebedürftige, Menschen mit Behinderungen und Menschen mit eingeschränkter Alltagskompetenz Anspruch auf zusätzliche Leistungen der zahnmedizinischen Prävention erhalten sollen. Der Gesetzgeber hatte zuvor mit dem Versorgungsstrukturgesetz und dem Pflege-Neuausrichtungsgesetz bereits erste Schritte zur Verbesserung der zahnärztlichen Versorgung von immobilen Patienten und Menschen mit Behinderungen eingeleitet.

Altern ist keine Krankheit, aber das Älterwerden wird von Jahr zu Jahr von mehr Krankheiten, auch von denen des Mundes und der Zähne, begleitet. Eine Gesellschaft des immer längeren Lebens braucht Versorgungskonzepte, die ein Ziel verfolgen: Prävention vor Pflege. Die vorliegende Publikation informiert detailreich über allgemeine Aspekte rund um die Mundgesundheit und stellt die aktuelle Situation bei älteren Menschen dar. Neben den Wechselwirkungen zwischen Mund- und Allgemeingesundheit und deren Zusammenhänge mit Ernährung, Lebensqualität und sozioökonomischen Faktoren werden Konzepte und Ansätze zur Versorgung alter und pflegebedürftiger Menschen skizziert. All das hat eine versorgungspolitische Bedeutung, denn der demographische Wandel macht sich schon heute in den Warte- und Sprechzimmern der Zahnarztpraxen bemerkbar.

Dr. Sebastian Ziller, MPH
Leiter Abteilung Prävention und Gesundheitsförderung der Bundeszahnärztekammer (BZÄK)

Abkürzungen

ADHS	Adult Dental Health Survey
AHA	American Heart Association
AKABe BW	Arbeitskreis Alterszahnheilkunde und Behindertenbehandlung der Landeszahnärztekammer Baden-Württemberg
ARIC	Atherosclerosis Risk in Communities
AuB	Alter und Behinderung
BASE	Berliner Altersstudie
BMI	Body-Mass-Index
BW	Baden-Württemberg
CMD	Kraniomandibuläre Dysfunktion
CRP	C-reaktives Protein
DGAZ	Deutsche Gesellschaft für Alterszahnmedizin
DH	Dentalhygieniker/-in
DMF-T	Decayed-Missing-Filled-Teeth (kariöse, gefüllte und fehlende Zähne)
DMS	Deutsche Mundgesundheitsstudie
DNA	Deoxyribonucleid Acid (Desoxyribonukleinsäure)
D-T	Decayed-Teeth (kariöse Zähne)
EBM	Evidenzbasierte Medizin
GBA	Gemeinsamer Bundesausschuss
GKV	Gesetzliche Krankenversicherungen
HbA1c	Hämoglobin A mit Glykierung
IDZ	Institut der Deutschen Zahnärzte
IgG	Immunglobulin G
KEOHS	Kentucky Elder Oral Health Survey
KHK	Koronare Herzkrankheit
KZBV	Kassenzahnärztliche Bundesvereinigung
LZK	Landeszahnärztekammer
M-T	Missing-Teeth (fehlende Zähne)
MNA	Mini Nutritional Assessment
MOS	Medical Outcome Study
NIH	National Institute of Health
NHANES	National Health and Nutrition Examination Survey
NIDCR	National Institute of Dental and Craniofacial Research
OIDP	Oral Impacts on Daily Performance
OHIP	Oral Health Impact Profile
OHQoL-UK	Oral Health Quality of Life-UK
OK	Oberkiefer
PEF	Partizipative Entscheidungsfindung
PDL	Pflegedienstleitung

PKV	Private Krankenversicherungen
PZR	Professionelle Zahnreinigung
SÄVIP	Studie zur ärztlichen Versorgung in Pflegeheimen
SDM	Shared Decision Making
SGB	Sozialgesetzbuch
SHIP	Study of Health in Pomerania
SIP	Sickness Impact Profile
TAF	Thrombozytenaktivierungsfaktoren
UK	Unterkiefer
XI	Xerostomia Inventory
ZFA	Zahnmedizinische Fachangestellte
ZMP	Zahnmedizinische Prophylaxeassistenz

Inhalt

Vorwort —— V

Geleitwort —— VII

Abkürzungen —— IX

1	**Mundgesundheit und demographischer Wandel** —— 1	
1.1	Definition Mundgesundheit —— 1	
1.2	Demographischer Wandel —— 5	
1.2.1	Lebenserwartung und Bevölkerungszusammensetzung —— 5	
1.2.2	Epidemiologie von Erkrankungen des Alters —— 8	
1.2.3	Prognose zum Zahnstatus und Behandlungsbedarf —— 13	
2	**Physiologie des Alterns im Mund** —— 17	
2.1	Zähne und Zahnhalteapparat —— 18	
2.2	Mundschleimhaut und Speicheldrüsen —— 21	
2.3	Kiefergelenk und Kaumuskulatur —— 23	
3	**Klinische Befunde im Alter** —— 25	
3.1	Zähne —— 26	
3.1.1	Zahnabnutzung —— 26	
3.1.2	Karies —— 27	
3.1.3	Zahnverlust —— 28	
3.2	Zahnhalteapparat —— 30	
3.3	Mundschleimhaut —— 31	
3.3.1	Tumore und Präkanzerosen —— 32	
3.3.2	Xerostomie —— 34	
3.4	Kiefergelenke und Kaumuskulatur —— 34	
4	**Wechselwirkungen** —— 37	
4.1	Allgemeinerkrankungen —— 37	
4.1.1	Herz-Kreislauf-Erkrankungen —— 37	
4.1.2	Diabetes —— 40	
4.1.3	Demenz —— 42	
4.2	Ernährung —— 43	
4.3	Lebensqualität —— 45	
4.3.1	Orofaziale Schmerzen —— 46	
4.3.2	Zähne —— 48	
4.3.3	Parodontale Erkrankungen —— 55	
4.3.4	Mundschleimhaut —— 57	

5	**Versorgungssituation von pflegebedürftigen Senioren** —— 61	
5.1	Behandlungsbedarf —— 61	
5.2	Inanspruchnahme —— 63	
5.2.1	Barrieren —— 67	
5.3	Sozialer Gradient —— 68	
5.4	Heimbetreuung —— 69	
5.4.1	Ursachen für Unterversorgung —— 70	
6	**Versorgungskonzepte** —— 73	
6.1	Funktionelle Kapazität —— 74	
6.1.1	Therapiefähigkeit —— 74	
6.1.2	Mundhygienefähigkeit —— 75	
6.1.3	Eigenverantwortlichkeit —— 75	
6.2	Geriatrisches Assessment —— 76	
6.3	Prävention —— 77	
6.3.1	Kooperationen —— 79	
6.3.2	Mundhygiene —— 79	
6.3.3	Ernährung —— 84	
6.4	Behandlung —— 86	
6.4.1	Praxis —— 86	
6.4.2	Pflegeeinrichtungen —— 88	
6.4.3	Mobile Behandlungsmöglichkeiten —— 88	
6.4.4	Entscheidungsfindung und Patientenautonomie —— 92	
6.5	Betreuungskonzepte und Initiativen —— 95	
6.5.1	Projekte —— 95	
6.5.2	Kooperationsverträge —— 97	
6.5.3	Initiativen —— 97	
6.5.4	Lehransätze —— 98	
7	**Zusammenfassung und Ausblick** —— 101	

Literatur —— 105

Stichwortverzeichnis —— 121

1 Mundgesundheit und demographischer Wandel

1.1 Definition Mundgesundheit

Wie ist Mundgesundheit im Alter und warum ist sie so wichtig? Um diese Fragen beantworten zu können, muss man sich zuallererst mit der Definition von Mundgesundheit beschäftigen. Häufig wird Mundgesundheit mit Zahngesundheit gleichgesetzt. Das ist aber nicht korrekt, weil Zahngesundheit nur einen Teil der Mundgesundheit ausmacht. Die Gleichsetzung ist aber dahin gehend verständlich, da im Allgemeinen der Zahnarzt aufgesucht wird, wenn es sich um Erkrankungen der Mundhöhle handelt. Der Begriff Zahnarzt ist aber irreführend und zu stark einschränkend. Diese Einschränkung kann so weit gehen, dass Patienten nach dem Verlust des letzten Zahnes nicht mehr zum Zahnarzt gehen. Was sollte er auch behandeln? Gerade aber vor dem Hintergrund der vielen möglichen Erkrankungen im Mundbereich – besonders im Alter – wäre dies extrem ungünstig im Sinne der Prävention und frühzeitigen Behandlung.

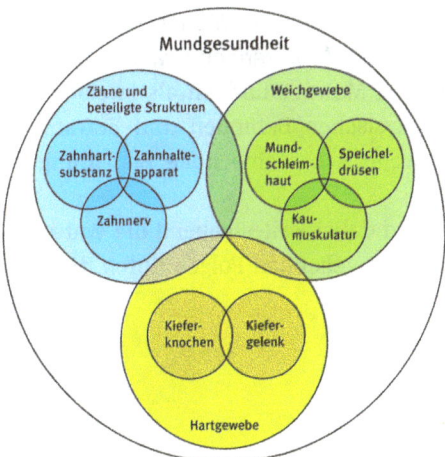

Abb. 1.1: Anatomische und strukturelle Komponenten der Mundgesundheit

Mundgesundheit betrifft nicht nur die Zähne, sondern viele weitere Strukturen (Abb. 1.1). Neben dem Zahnhalteapparat und der Mundschleimhaut machen auch die Kiefergelenke, die Kaumuskulatur und die Speicheldrüsen Mundgesundheit aus. Das wird häufig übersehen, bedingt sich aber eindeutig aus den physiologischen Funktionen des Mundes wie Sprechen, Kauen und Schlucken [90], um nur einige zu nennen. Dafür ist es notwendig, dass die Mundschleimhaut gut befeuchtet ist. Wer schon einmal nervös war, was einer starken Aktivität des sympathischen Nervensystems entspricht, weiß wie es ist, wenn man mit trockenem Mund sprechen muss. Aber auch für das Schlucken des Speisebreis ist ausreichend Speichel notwendig, was im Alter häufig nicht der Fall ist. Gründe hierfür sind insbesondere, neben einer zu geringen Flüssigkeitszufuhr, die Nebenwirkungen von Medikamenten wie z. B. Blutdrucksenkern (Antihypertonika; z. B. β-Blocker). Aber auch durch systemische Erkrankungen wie das Sjögren-Syndrom oder als Folge von Bestrahlung im Kopf-Hals-Bereich kann die Speichelproduktion herabgesetzt sein. Da Speichel auch eine protektive Wirkung hat, kann ein Mangel mit einer erhöhten Kariesaktivität einhergehen. Im höheren Alter und nach Verlust von Zähnen werden häufig abnehmbare Teil- oder Totalprothesen genutzt. Diese liegen direkt der Schleimhaut auf. Hier hat der Speichel aufgrund seiner Viskosität eine Pufferfunktion und schützt die Schleimhaut. Bei einem Mangel kann es daher zu verstärkten mechanischen Irritationen und Druckstellen der Schleimhaut kommen. Dass die Kaumuskulatur und die Kiefergelenke für eine normale Funktion des Mundes notwendig sind, erscheint trivial. Degenerative Veränderungen im Kiefergelenk oder Schmerzen können die Funktionsfähigkeit einschränken, was sich negativ auf die Nahrungsaufnahme auswirken kann.

Wie bereits dargestellt, ist Mundgesundheit nicht nur ein wesentlicher Bestandteil der Allgemeingesundheit, sondern existenziell für viele physiologische Funktionen und das Wohlbefinden. Daher ist es nicht ausreichend, Mundgesundheit nur über den Zustand der beteiligten Strukturen und die Anwesenheit bzw. Abwesenheit von Erkrankungen zu beschreiben. Vielmehr ist Mundgesundheit als zweiachsiger Gesundheitszustand zu verstehen. Neben physischen Befunden und Erkrankungen kommt psychosozialen Aspekten als zweite Achse eine hohe Bedeutung zu (Abb. 1.2).

Unter psychosozialer Mundgesundheit wird dabei weitestgehend die Wahrnehmung der Mundgesundheit und der damit einhergehenden Folgen durch die Pati-

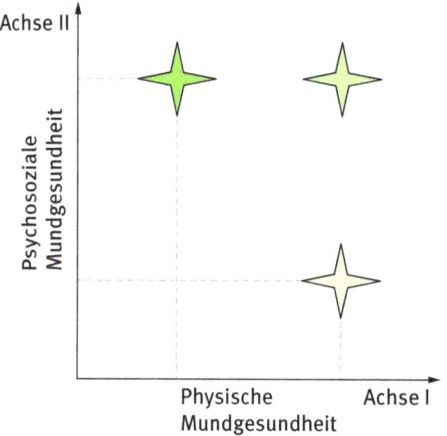

Abb. 1.2: Darstellung verschiedener Zustände in einem zweiachsigen Mundgesundheitsmodell

vant ist. Nimmt man all die dargestellten Informationen zusammen, dann ist dies am besten in der folgenden Definition von Mundgesundheit zusammengefasst:

Definition Mundgesundheit

Mundgesundheit ist ein wichtiger Bestandteil der allgemeinen Gesundheit und kann unterteilt werden in physische und psychosoziale Mundgesundheit. Psychosoziale Mundgesundheit umfasst die psychosozialen Aspekte der Mundgesundheit inklusive Wohlbefinden und Lebensqualität. Physische Mundgesundheit ist der objektiv messbare Zustand und die Funktionalität aller anatomischen Strukturen im Mundbereich unter Berücksichtigung von Schmerz. Optimale Mundgesundheit ist definiert durch die Integrität aller anatomischen Strukturen, Abwesenheit oraler Erkrankungen, uneingeschränkte Funktionalität sowie Schmerz- und Beschwerdefreiheit.

1.2 Demographischer Wandel

Die Zunahme der Lebenserwartung ist eine positive Errungenschaft der modernen Gesellschaft. Gleichzeitig sind damit aber vielfältige Herausforderungen verbunden, nicht nur für das Rentensystem und das Gesundheitssystem allgemein, sondern auch speziell für die Zahnmedizin.

1.2.1 Lebenserwartung und Bevölkerungszusammensetzung

Wer im Jahr 1950 geboren wurde, hatte als Mann eine durchschnittliche Lebenserwartung von 64,6 Jahren und als Frau von 68,5 Jahren (Abb. 1.5). Ursächlich für die relativ geringen Lebenserwartungen waren vor allem ein hohes Maß an körperlicher Arbeit, ein geringes Gesundheitsbewusstsein und der damalige medizinische Kenntnisstand. Mit der Veränderung des Lebensstils und dem medizinischen Fortschritt stieg auch die Lebenserwartung. Interessant dabei ist, dass Frauen generell eine um 4–8 Jahre höhere durchschnittliche Lebenserwartung als Männer haben. Auch hier scheinen Unterschiede in der Lebensführung und dem Gesundheitsverhalten eine wesentliche Rolle zu spielen.

Projektionen gehen davon aus, dass die durchschnittliche Lebenserwartung auch in den nächsten Jahren weiter steigen wird. Im Jahr 2060 könnte sie für Männer bereits bei 84,8 Jahren und für Frauen bei 88,8 Jahren liegen. Der Verlauf der Lebenserwartung zeigt zwar eine leichte Verringerung der Zunahme im Laufe der Zeit, was auf eine asymptotische Annäherung an einen theoretischen Maximalwert der Lebenserwartung schließen lässt, wobei aber eventuelle zukünftige medizinische Errungenschaften außer Acht gelassen werden. Auch wenn beim Altern unumkehrbare physiologische Veränderungen im Körper stattfinden, kann heute noch nicht abgeschätzt werden, inwieweit zukünftige medizinische Verfahren Einfluss auf diese nehmen und somit Alterungsvorgänge verlangsamen oder gar stoppen können. Daher ist zurzeit

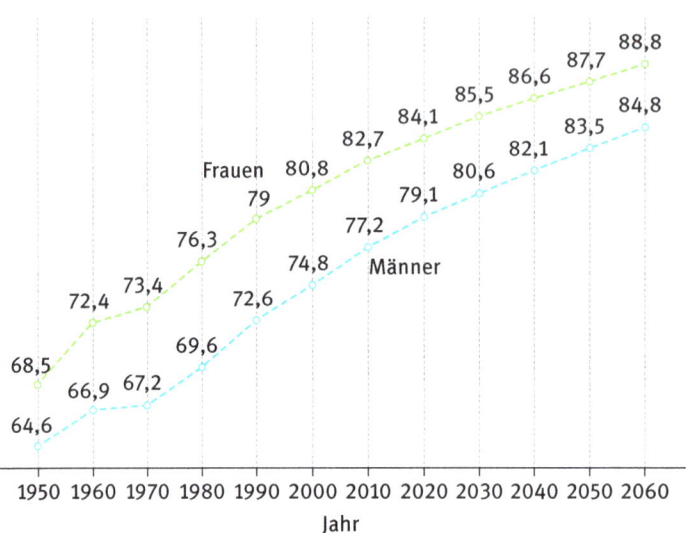

Abb. 1.5: Durchschnittliche Lebenserwartung entsprechend dem Jahr der Geburt (Daten: Statistisches Bundesamt [251])

davon auszugehen, dass die durchschnittliche Lebenserwartung auch in Zukunft weiter zunehmen wird.

Bezogen auf die jetzt in Deutschland lebende Bevölkerung, besteht bei Geburt je nach Geschlecht eine durchschnittliche Lebenserwartung von 78,2 Jahren (männlich) und 83,1 Jahren (weiblich) (Abb. 1.6). Mit zunehmendem Alter erhöht sich auch die prognostizierte Lebenserwartung. Zwar sind ältere Menschen früher geboren, also in Zeiten als die durchschnittliche Lebenserwartung bei Geburt noch niedriger war, sie haben aber im Laufe ihres Lebens auch schon viele Risiken – im wahrsten Sinne des Wortes – überlebt. Daher hat beispielsweise ein heute 65-jähriger Mann noch eine durchschnittliche Lebenserwartung von 17,7 Jahre und ein heute Hundertjähriger von 1,8 Jahren. Bei den Frauen sind die Zahlen erwartungsgemäß höher. Eine 65-jährige Frau hat noch eine durchschnittliche Lebenserwartung von 20,1 Jahre und eine Hundertjährige von 2,0 Jahren. Betrachtet man die Gesamtlebenserwartung eines heute 65-jährigen Mannes mit ca. 82 Jahren und einer heute 65-jährigen Frau mit ca. 85 Jahren, so liegen diese Werte deutlich über der zu erwartenden Überlebensrate bei Geburt von 64,6 und 68,5 Jahren. Dies ist ein wichtiger Punkt bei der Beurteilung von Therapiemöglichkeiten und -indikationen bei älteren Personen. Viele werden deutlich länger leben, als sie es selbst erwarten.

Mit der Zunahme der Lebenserwartung geht eine niedrige Geburtenrate einher. Diese Entwicklung zeigt sich in der Bevölkerungspyramide, die sich zunehmend zu einem Bevölkerungspilz entwickelt (Abb. 1.7).

1.2 Demographischer Wandel — 7

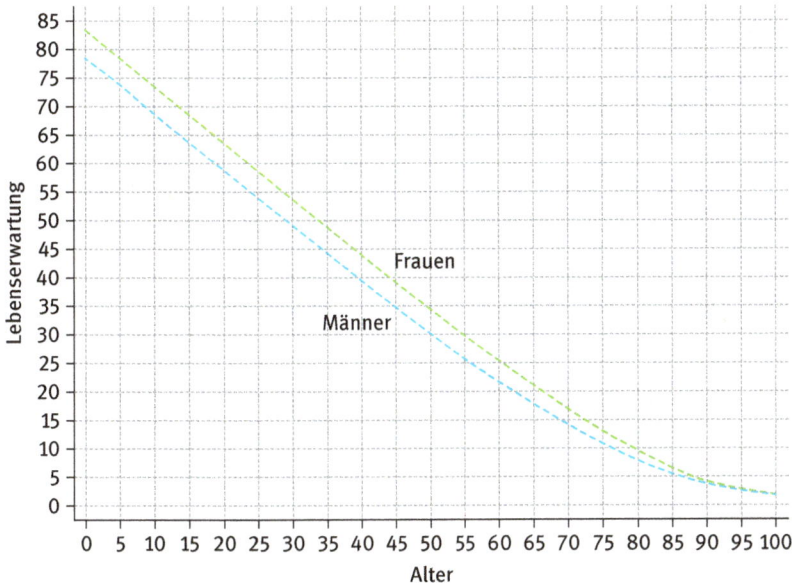

Abb. 1.6: Durchschnittliche Lebenserwartung entsprechend dem Alter für das Jahr 2015 (Daten: Statistisches Bundesamt [253])

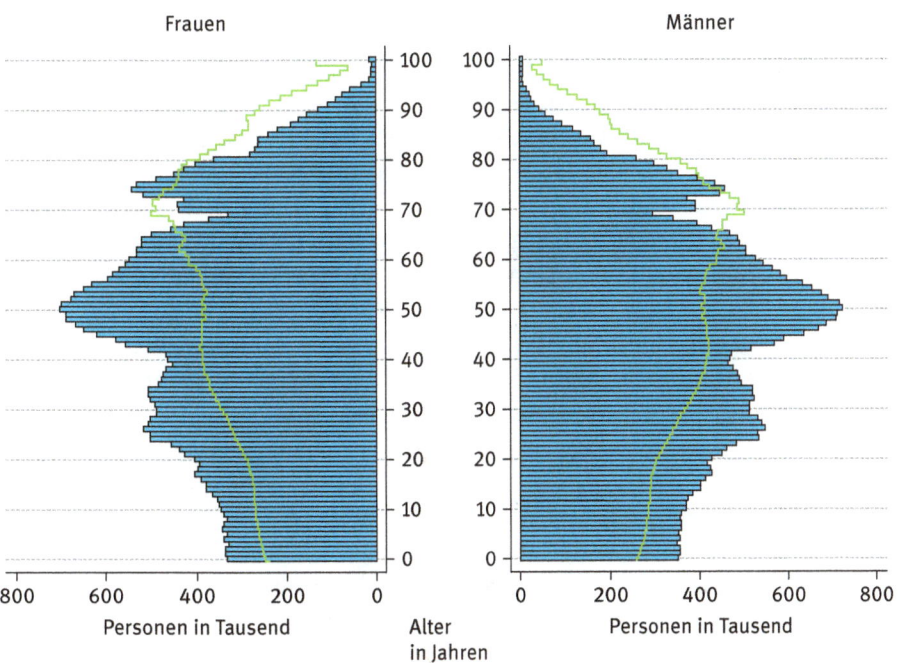

Abb. 1.7: Alterspyramide für das Jahr 2014 (Fläche) und die Projektion für das Jahr 2060 (Linie) [251]

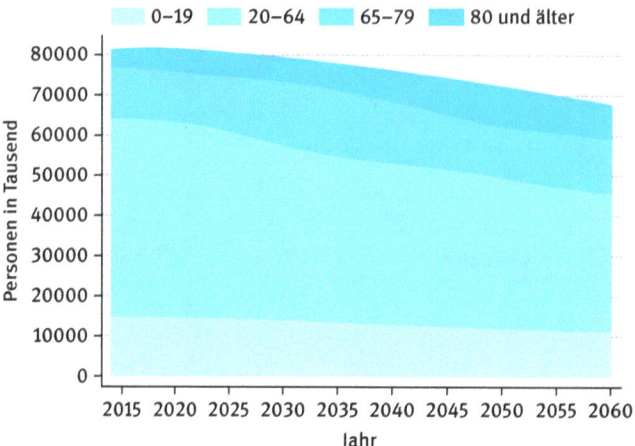

Abb. 1.8: Bevölkerung nach Altersgruppen für die Jahre von 2014 bis 2060 (prognostiziert) (Daten: Statistisches Bundesamt [251])

Auch wenn die Prognosen stark von der Geburten- und Sterberate sowie Migration abhängen, liegt bei allen Modellen eine Abnahme der jungen und mittleren Jahrgänge vor. Daher wird sich in den nächsten Jahren sowohl die Anzahl als auch die Alterszusammensetzung der deutschen Bevölkerung grundlegend ändern (Abb. 1.8). Von aktuell knapp 82 Mio. sinkt die Bevölkerungszahl bis zum Jahr 2060 auf voraussichtlich nur noch knapp 68 Mio. Dabei steigt insbesondere der absolute und prozentuale Anteil der alten und sehr alten Personen (ab 80. Lebensjahr) stark an. Während im Jahre 2014 im Alter bis 19 Jahren noch 14,7 Mio. (18,1 %) und im Alter von 20–64 Jahren noch 49,3 Mio. (60,8 %) Menschen in Deutschland lebten, so sinken diese Populationen voraussichtlich auf 10,9 Mio. (16,1 %) und 34,3 Mio. (50,8 %) im Jahr 2060. Im Gegensatz dazu steigt der Anteil der Personen im Alter von 65–79 Jahren von 2014 bis 2060 von 12,5 Mio. (15,4 %) auf 13,5 Mio. (20,0 %) und der Personen von 80 Jahren und älter von 4,5 Mio. (5,6 %) auf 8,8 Mio. (13,0 %).

Damit zeigt sich eindeutig, dass sowohl die Anzahl von alten Menschen als auch deren Lebenserwartung in absehbarer Zeit weiter zunehmen werden und diese daher eine sehr relevante Bevölkerungsgruppe darstellen.

1.2.2 Epidemiologie von Erkrankungen des Alters

Mit zunehmendem Alter steigt die Wahrscheinlichkeit für Erkrankungen. Daher ist es nicht verwunderlich, dass bei höherem Alter häufiger mehrere Erkrankungen nebeneinander vorliegen (Multimorbidität) (Abb. 1.9), wobei Frauen tendenziell mehr Erkrankungen aufweisen. Während im Alter zwischen 18 und 29 Jahren bei Männern 73,5 % als gesund gelten können, so liegt der Anteil bei gleichaltrigen Frauen bei

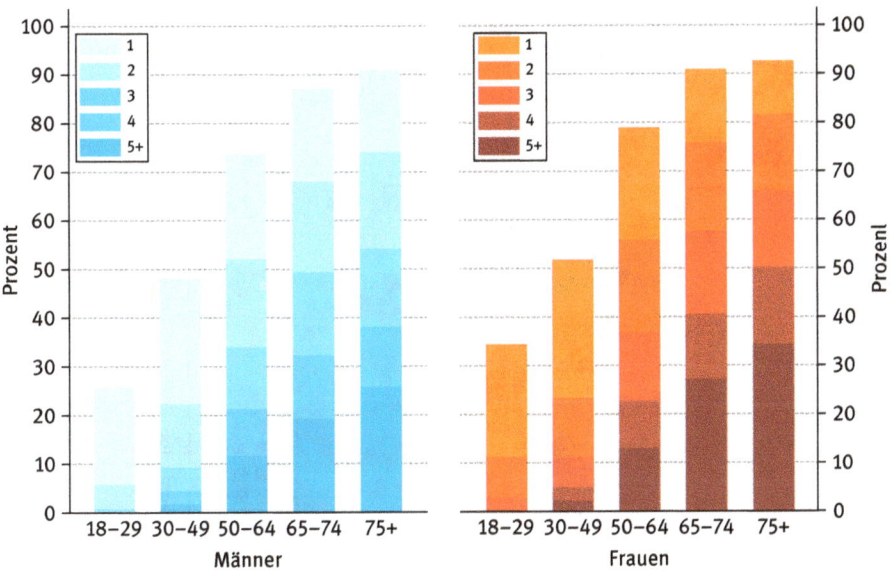

Abb. 1.9: Anzahl von Erkrankungen nach Altersgruppe und Geschlecht (Daten: Robert Koch-Institut [83])

nur 65,3 %. In der Gruppe der Personen ab dem 75. Lebensjahr sinkt der Anteil der Gesunden auf nur noch 9,3 % der Männer und 7,7 % der Frauen. Demgegenüber haben über ein Viertel (25,9 %) der Männer und über ein Drittel der Frauen (34,6 %) in dieser Altersgruppe fünf oder mehr Erkrankungen. Da mit mehreren Erkrankungen zumeist auch eine vielfältige Medikation besteht, sind neben den Symptomen der primären Erkrankungen auch häufig Nebenwirkungen der Medikamente vorzufinden. Dies macht bei dieser Population nicht nur die Behandlung der allgemeinmedizinischen Erkrankungen kompliziert, sondern bereitet auch im Mund Schwierigkeiten. So stellen Antihypertonika wie β-Blocker und Diuretika ein hohes Risiko für Mundtrockenheit (Xerostomie) dar. Bei ausgeprägter Xerostomie können dann wesentliche Funktionen wie Kauen und Sprechen als Teil der Lebensqualität substanziell beeinträchtigt sein. Auch die Schutzwirkung des Speichels hinsichtlich Karies und Verletzungen der Mundschleimhaut fällt aus. Dies unterstreicht die Wechselwirkungen zwischen Multimorbidität und Mundgesundheit.

Ein weiterer Aspekt kann durch Blutgerinnungshemmer (Antikoagulanzien) zur Vermeidung von Thrombenbildung hervorgerufen werden. Bei diesen Patienten ist durch die eingeschränkte Blutgerinnung mit stärkeren Blutungen nach operativen zahnärztlichen Eingriffen zu rechnen. Daher ist auch hier eine umfassende Kenntnis der Medikation der Patienten wichtig.

Betrachtet man die Einzelerkrankungen, leiden mehr als die Hälfte aller Personen ab dem 65. Lebensjahr unter Bluthochdruck (Hypertonie) (Abb. 1.10). Ebenfalls häufig

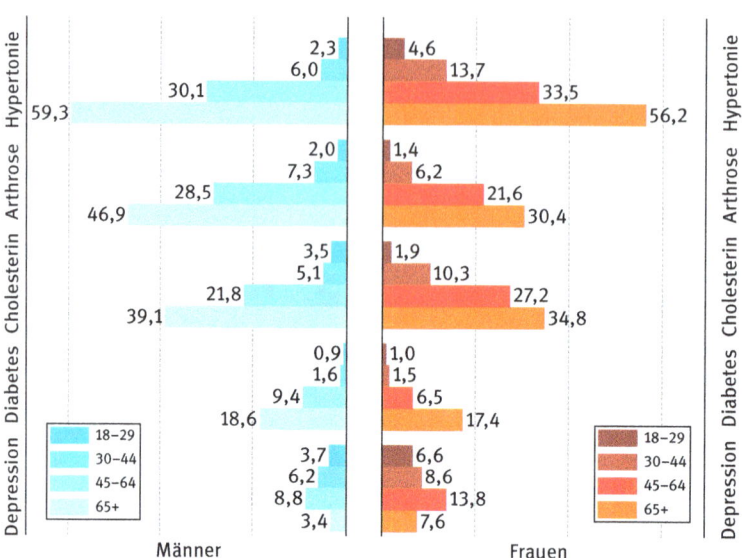

Abb. 1.10: Prävalenz der häufigsten chronischen Erkrankungen entsprechend den Selbstangaben im Deutschen Gesundheitssurvey für das Jahr 2012 nach Altersgruppen (Hypertonie, Arthrose und Hypercholesterinämie als 1-Monats-Prävalenz, Diabetes und Depression als 12-Monats-Prävalenz) (Daten: Robert Koch-Institut [226])

sind in dieser Altersgruppe Arthrose und Hypercholesterinämie, wobei bei Arthrose große Geschlechtsunterschiede bestehen. Während bei Männern ab dem 65. Lebensjahr fast die Hälfte (46,9 %) eine Arthrose aufweisen, liegt der Anteil bei den altersentsprechenden Frauen bei unter einem Drittel (30,4 %).

Etwas weniger häufig treten Diabetes mellitus und Depressionen auf. Besonders bei Diabetes mellitus ist wie bei den drei vorab genannten Erkrankungen eine deutliche Zunahme mit dem Alter zu erkennen. Während bei den 18- bis 29-Jährigen die Prävalenz in der deutschen Allgemeinbevölkerung bei unter 1 % liegt, steigt der Wert bei den Senioren (ab dem 65. Lebensjahr) auf 17,9 %. Bei Depression liegt der Wert für die Senioren (5,8 %) unter dem für Personen von 30–44 Jahren (7,4 %) und Personen zwischen 45 und 64 Jahren (11,5 %). Dennoch ist auch Depression eine relevante Erkrankung bei alten Menschen.

Neben der Zunahme von Erkrankungen und Medikationen steigt mit höherem Alter auch der prozentuale Anteil der Personen mit Pflegebedürftigkeit (Abb. 1.11). Nach aktuellen Berechnungen des Statistischen Bundesamts zur Pflegestatistik sind im Jahr 2015 in Deutschland insgesamt 2,9 Mio. Menschen pflegebedürftig. Dies verteilt sich mit je etwas unter 1 Mio. Menschen auf Personen unter 75 Jahren und Personen zwischen 75 und unter 85 Jahren, sowie jeweils etwa 0,5 Mio. Menschen bei Personen zwischen 85 und unter 90 Jahren und Personen ab dem 90. Lebensjahr. Auffallend ist, dass mit zunehmendem Alter auch der prozentuale Anteil der pflegebedürftigen

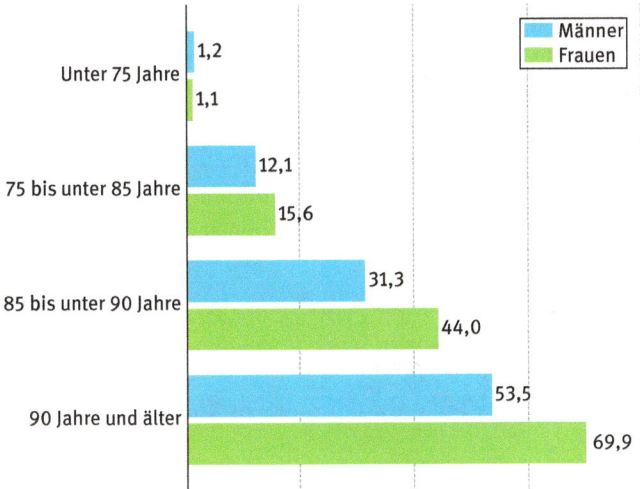

Abb. 1.11: Prozentualer Anteil von Männern und Frauen mit Pflegebedürftigkeit nach Altersgruppen (Daten: Statistisches Bundesamt [252])

Frauen stärker zunimmt als der der Männer. So sind nur knapp über die Hälfte (53,5 %) der Männer ab dem 90. Lebensjahr pflegebedürftig, aber über zwei Drittel (69,9 %) der Frauen in dieser Altersgruppe. Zusammen mit der höheren Lebenserwartung bei Frauen sind etwa 82 % der Pflegebedürftigen ab 90 Jahre weiblich.

Innerhalb der etwa 2,9 Mio. Menschen in Deutschland mit Pflegebedürftigkeit wird der Großteil von 57,2 % der Pflegestufe I zugeordnet, 31,1 % der Pflegestufe II und 11,3 % der Pflegestufe III, ohne dass große Unterschiede zwischen Männern und Frauen bestehen (Abb. 1.12).

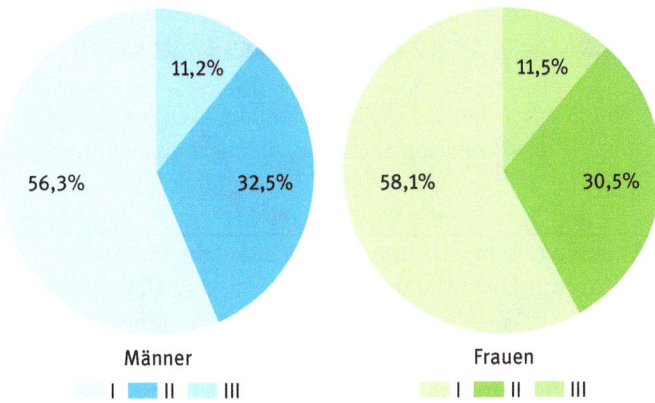

Abb. 1.12: Verteilung der Pflegestufen bei Personen mit Pflegebedarf in Deutschland 2015 getrennt für Männer und Frauen (Daten: Statistisches Bundesamt [252])

Zu beachten ist jedoch bei diesen Zahlen, dass die Einteilung in drei Pflegestufen nur bis Ende 2016 bestand. Zum 01.01.2017 wurden mit dem Pflegestärkungsgesetz II fünf Pflegegrade eingeführt. Dabei änderte sich nicht nur die Anzahl der einzelnen Kategorien, sondern auch die Definition der Pflegebedürftigkeit. Nach dem alten System wurde Pflegebedürftigkeit und die Einstufung in die Pflegestufe primär über den Zeitaufwand bestimmt, der für die tägliche Pflege durchschnittlich notwendig ist:

- **Pflegestufe I:** Zeitaufwand im Tagesdurchschnitt mindestens 90 Minuten, davon mindestens 45 Minuten für Grundpflege
- **Pflegestufe II:** Zeitaufwand im Tagesdurchschnitt mindestens 3 Stunden, davon mindestens 2 Stunden für Grundpflege
- **Pflegestufe III:** Zeitaufwand im Tagesdurchschnitt mindestens 5 Stunden, davon mindestens 4 Stunden für Grundpflege

In dem aktuell gültigen Pflegestärkungsgesetz wird hingegen Pflegebedürftigkeit als Grad der Selbstständigkeit durch eine Begutachtung eines Mitarbeiters des Medizinischen Dienstes der Krankenkassen (MDK) bestimmt. Dabei wird in mehreren Lebensbereichen ermittelt, wie selbstständig ein pflegebedürftiger Mensch seinen Alltag bewältigen kann, was noch mit Unterstützung einer Pflegeperson möglich ist und was nicht mehr durchgeführt werden kann:

- **Pflegegrad 1:** Geringe Beeinträchtigung der Selbstständigkeit oder der Fähigkeiten
- **Pflegegrad 2:** Erhebliche Beeinträchtigung der Selbstständigkeit oder der Fähigkeiten
- **Pflegegrad 3:** Schwere Beeinträchtigung der Selbstständigkeit oder der Fähigkeiten
- **Pflegegrad 4:** Schwerste Beeinträchtigung der Selbstständigkeit oder der Fähigkeiten
- **Pflegegrad 5:** Schwerste Beeinträchtigung der Selbstständigkeit oder der Fähigkeiten mit besonderen Anforderungen an die pflegerische Versorgung

Bei der Umgruppierung von Pflegestufen auf die Pflegegrade gilt allgemein bei körperlichen Einschränkungen „+1" und bei beeinträchtigter Alltagskompetenz „+2" (Tabelle 1.1).

Trotz dieser Systematik der Umsetzung lassen sich die Zahlen des Statistischen Bundesamts zum Pflegebedarf aus dem Jahr 2015 [252] nicht auf die Pflegegrade umrechnen, da Angaben zur eingeschränkten Alltagskompetenz und zu Härtefällen fehlen. Betrachtet man aber die Definition der Pflegestufen und die Verteilung der Pflegebedürftigen in den Pflegestufen (Abb. 1.12), so ist es verständlich, dass etwa ein Viertel der Pflegebedürftigen stationär betreut werden muss (Abb. 1.13).

Der Großteil der stationär betreuten Personen sind nicht in der Lage, eigenständig die Mundhygiene zu betreiben. Auch sind sie noch kaum oder gar nicht mehr fähig, eine zahnmedizinische Behandlung in einer Praxis wahrzunehmen, sondern müssen

Tab. 1.1: Systematik der Umgruppierung von Pflegestufen zu Pflegegraden (Pflegestärkungsgesetz II). e.A.: eingeschränkte Alltagskompetenz.

ALT	NEU
Pflegestufen	**Pflegegrade**
Bisher nicht vorgesehen	Pflegegrad 1
Pflegestufe 0 Pflegestufe I	Pflegegrad 2
Pflegestufe I mit e.A. Pflegestufe II	Pflegegrad 3
Pflegestufe II mit e.A. Pflegestufe III	Pflegegrad 4
Pflegestufe III mit e.A. Pflegestufe III mit Härtefall	Pflegegrad 5

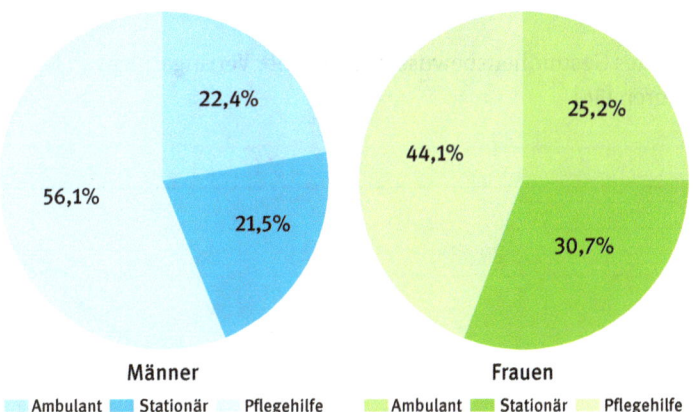

Abb. 1.13: Anteil der Formen der Betreuung von Personen mit Pflegebedarf in Deutschland 2015 unterschieden nach Männern und Frauen (Daten: Statistisches Bundesamt [252])

in der Betreuungseinrichtung aufgesucht und dort betreut und behandelt werden. Dies kann dann auch direkt im Bett geschehen, was den Behandler vor große Herausforderungen stellt (Abb. 1.14).

1.2.3 Prognose zum Zahnstatus und Behandlungsbedarf

Gleichzeitig mit der Zunahme des Durchschnittsalters geht auch eine Verlagerung des Zahnverlusts ins immer höhere Alter einher. Aktuelle Prognosen gehen davon aus, dass zahnmedizinische Präventionsmaßnahmen, sowohl individuell als auch gesell-

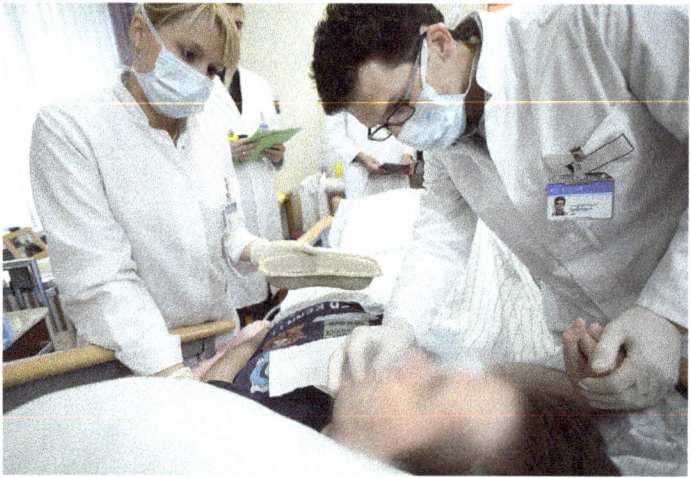

Abb. 1.14: Zahnmedizinische Behandlung eines Patienten im Wachkoma

schaftlich, und verstärktes Gesundheitsbewusstsein zu einer Verringerung von Karies und dessen Folgen führen [34].

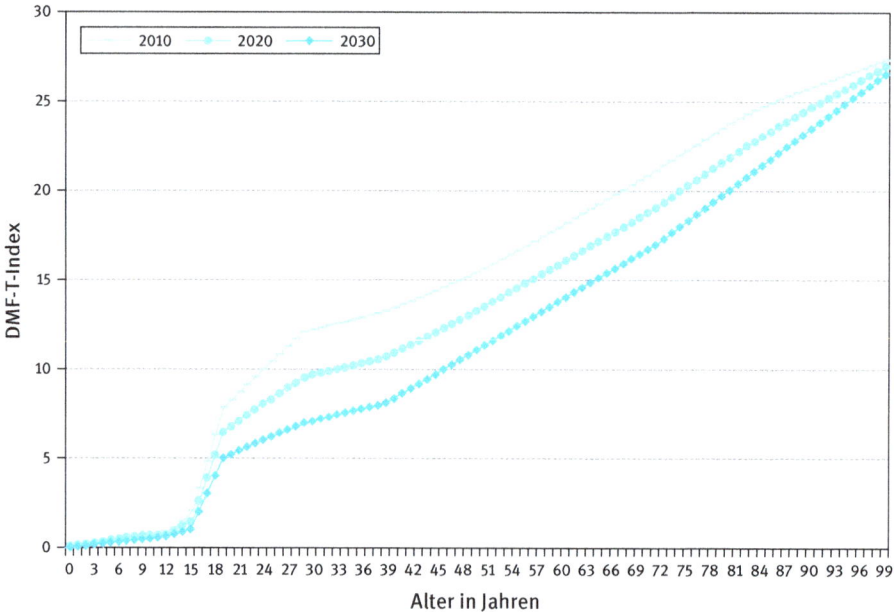

Abb. 1.15: DMF-T-Prognosemodelle für die Gesamtheit der kariösen, gefüllten und fehlenden Zähne bis in das Jahr 2030 (Daten: IDZ [34])

1.2 Demographischer Wandel — 15

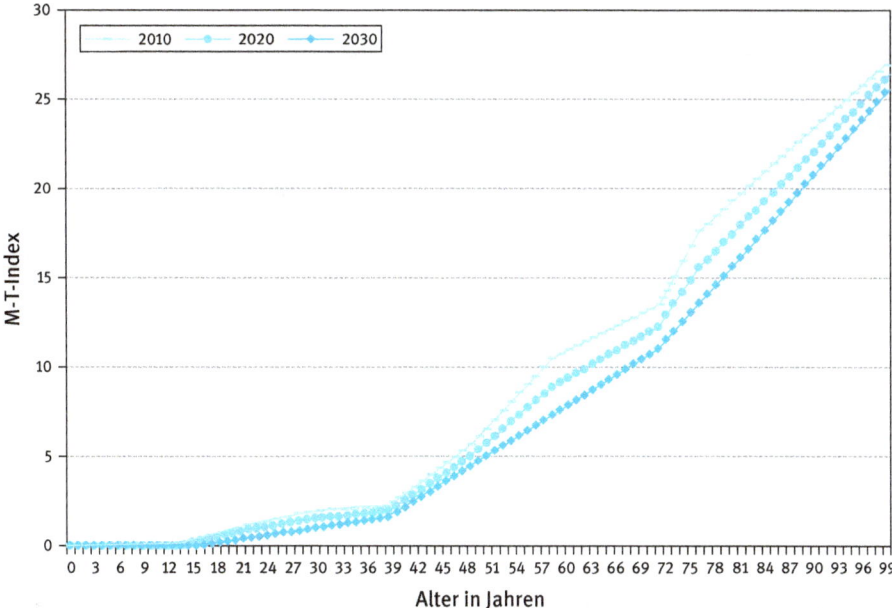

Abb. 1.16: M-T-Prognosemodelle für die Anzahl der fehlenden Zähne bis in das Jahr 2030 (Daten: IDZ [34])

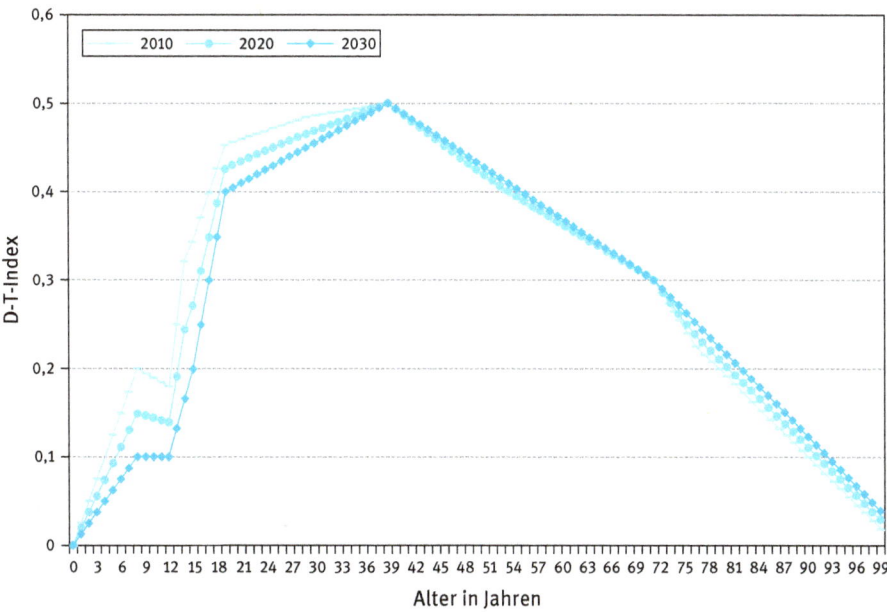

Abb. 1.17: D-T-Prognosemodelle für die Anzahl der kariösen Zähne bis in das Jahr 2030 (Daten: IDZ [34])

Betrachtet man die gesamte Epidemiologie der Karies, also die Gesamtheit der kariösen, gefüllten und fehlenden Zähne (DMF-T-Index), so zeigt das prognostische Modell des Instituts der Deutschen Zahnärzte (IDZ) bis zum Jahr 2030 eine Abnahme über den gesamten Altersbericht (Abb. 1.15). Das bedeutet, dass der Prozentsatz der primär gesunden Zähne zunimmt und Karies sowie deren Folgen später auftreten.

Damit geht ein längeres Verbleiben der Zähne im Mund einher (Abb. 1.16). Die Anzahl der fehlenden Zähne (M-T-Index) je Alter wird zukünftig weiter sinken. Das bedeutet, dass die Menschen ihre Zähne später verlieren. Daher ist prognostisch auch zu erwarten, dass der komplette Zahnverlust seltener bzw. erst im höheren Alter anzutreffen sein wird. Somit wird in der Alterszahnmedizin der Paradigmenwechsel von der Behandlung des zahnlosen hin zum zumindest teilbezahnten Patienten weiter stattfinden müssen. Bisher ist auch nicht absehbar, dass diese Entwicklung zum längeren Verbleib der Zähne bereits beendet ist. Im Gegenteil, es ist zu erwarten, dass die Zahl der noch erhaltenen Zähne bei Senioren in Zukunft weiter steigen wird.

Am geringsten scheint sich die Prävalenz von kariösen Läsionen (D-T-Index) prognostisch zu verändern (Abb. 1.17). Aber diese ist bereits auf einem sehr niedrigen Niveau, was für einen hohen Sanierungsgrad spricht. Das bedeutet, dass behandlungsbedürftige Zähne entweder mit Füllungen und Kronen versorgt worden sind oder wegen schlechter Prognose entfernt wurden.

2 Physiologie des Alterns im Mund

Die Untersuchung der Physiologie des Alterns ist eine relativ neue Wissenschaft, weil sich erst mit Beginn des 20. Jahrhunderts eine deutliche Zunahme der durchschnittlichen Lebenserwartung eingestellt hat. In vielen Industrieländern hat sich in relativ kurzer Zeit die Lebenserwartung fast verdoppelt. Interessante Einblicke in physiologische Veränderungen des Alterns gibt dabei die Berliner Altersstudie (BASE) [16]. Dabei zeigte sich, dass mit zunehmendem Alter viele kognitive Leistungen wie Wahrnehmungsgeschwindigkeit, Denkfähigkeit, Gedächtnis, Wortflüssigkeit und Wissen abnehmen [144]. Diese Verluste des Alterns können von vielen alten Menschen aber durch erfolgreiche Strategien gemeistert werden. Daher schaffen es viele Menschen erfolgreich zu altern und die Herausforderungen des Lebens zu bewältigen.

Die Veränderungen im Alter betreffen aber nicht nur die körperliche und psychische Leistungsfähigkeit, sondern können sich auch in strukturellen Änderungen widerspiegeln. Körperliche Veränderungen im Alter betreffen beispielsweise eine zunehmende Reduktion der Knochenmasse mit einhergehender Erhöhung des Frakturrisikos oder eine mögliche Atrophie der Herzmuskulatur, die aber durch Training kompensiert werden kann. Auch sind Veränderungen im Mund im Laufe des Lebens nicht automatisch als pathologisch einzustufen, sondern können auch physiologische Alterungsvorgänge darstellen. Betrachtet man die evolutionäre Entwicklung der Zähne, so scheinen sie nicht für eine so lange Funktionsperiode geschaffen zu sein, wie schon jetzt und zukünftig erforderlich. Speziell die Änderungen im Ernährungsverhalten hin zu weniger abrasiven und kauintensiven Nahrungsbestandteilen haben dazu geführt, dass die Abnutzungen der Zähne während des Kauens deutlich nachgelassen haben. Während in der frühen Zeit des modernen Menschen schon mit dem 30. Lebensjahr substanzielle Zahnabnutzungen zu verzeichnen waren, so gelingt es heute, die Zähne bis weit über das 70. Lebensjahr hinaus zu erhalten und in der Regel vor starkem Zahnhartsubstanzverlust zu schützen. Dennoch treten auch heutzutage Veränderungen der Zähne, der Weichgewebe sowie der Kiefer und Kiefergelenke auf, die zwar keine pathologischen Ursachen haben, aber bei einer kompletten Betrachtung der Mundgesundheit im Alter berücksichtigt werden müssen.

Auch nimmt im Alter sowohl der Geschmacks- als auch der Geruchssinn ab. Beides ist für die Nahrungsaufnahme relevant. Die grundlegenden Geschmacksrichtungen süß, sauer, salzig und bitter sowie umami, also herzhaft, werden durch Geschmacksknospen, hauptsächlich auf der Zunge gelegen, vermittelt. Neben diesen fünf Geschmacksrichtungen scheint es auch einen sechsten Geschmackssinn für Fette zu geben, mit dem wiederum Fettaufnahme und Übergewicht zusammenhängen [256]. Alle weiteren Geschmackserfahrungen werden aber über den Geruchssinn vermittelt. Daher ist es auch nicht verwunderlich, wenn bei einer verstopften Nase oder einem kompletten Verlust des Geruchssinns (Anosmie) durch einen Schaden des Riechzentrums im Gehirn auch das Schmecken erheblich beeinträchtigt ist. Dies ist mit einer relevanten Beeinträchtigung der Lebensqualität verbunden, weil die Speisen nicht mehr umfassend erlebt und genossen werden können. Aber es gibt auch konkrete Auswirkungen und Gefahren für die Mund- und Allgemeingesundheit. Wenn man weniger süß schmeckt, dann wird die Zugabe von Zucker zu den Speisen erhöht, um auf den vertrauten Geschmack zu kommen. Zucker ist aber auch der Hauptverursacher von Karies und den entsprechenden Folgen wie z. B. Zahnverlust. Somit kann der Geschmacksverlust indirekt das Risiko für Erkrankungen in der Mundhöhle erhöhen. Erhöhte Salzaufnahme zur Kompensation der reduzierten Geschmacksempfindung hat keine bekannten Wechselwirkungen mit der Zahn- und Mundgesundheit. Es bestehen aber relevante Effekte auf das Herz-Kreislauf-System über eine Erhöhung des Blutdrucks. Darüber hinaus stellt bitter evolutionär eine Warnfunktion dar, die im höheren Alter beeinträchtigt ist. Dies bedeutet, dass ältere Menschen verdorbene Nahrungsmittel wesentlich schlechter erkennen können. Kommen dann auch noch eingeschränkte Sehfähigkeiten hinzu, ist die Gefahr deutlich erhöht, dass auch eigentlich nicht mehr genießbare und gesundheitsschädliche Nahrungsmittel zu sich genommen werden. Im Fall von Schimmelpilzen kann dies lebensbedrohlich sein, bisher sind solche bekannten Fälle aber sehr selten.

2.1 Zähne und Zahnhalteapparat

Insgesamt sind altersbedingte Veränderungen der Zähne und des Zahnhalteapparats vielfältig. Makroskopisch kann die Mesialwanderung (Abb. 2.1) der Zähne auffallen.

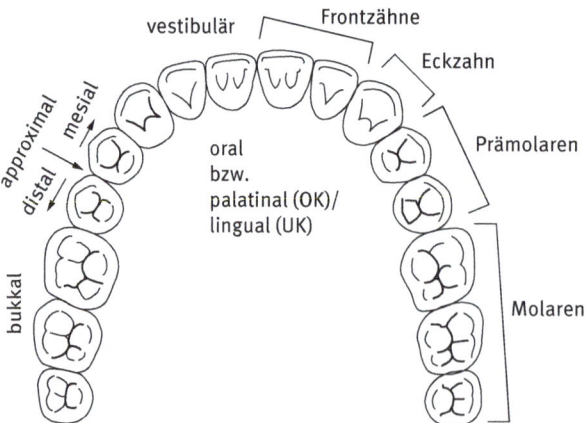

Abb. 2.1: Schematische Darstellung des Zahnbogens mit Einteilung der Zähne und Zahnflächen; OK: Oberkiefer, UK: Unterkiefer.

Durch die Mikrobewegungen während des Kauens kommt es zu einer wiederholten relativen Bewegung benachbarter Zähne. Da sich die Zähne berühren, ist eine physiologische Attrition der sich berührenden Flächen (Approximalflächen) die Folge. Je höher die Bissfestigkeit der Nahrung und damit die erforderliche Kauintensität ist, und bei verstärkter parafunktioneller Aktivität durch Zähneknirschen und -pressen, desto stärker kann diese Attrition ausfallen. Damit verändern sich sowohl Lage als auch Fläche der Berührungspunkte der Seitenzähne. Von einem reinen punktförmigen Kontaktpunkt nahe der Okklusionsebene verändert sich der Kontaktpunkt zu einer größeren Fläche, die zunehmend Richtung Zahnhals wandert. Durch die größere Kontaktfläche besteht auch ein größerer Bereich, der der physiologischen Mundreinigung gar nicht und der Zahnreinigung nur schwer zugänglich ist. Dies steigert das Risiko von Karies in diesen Bereichen. Es muss aber berücksichtigt werden, dass gleichzeitig im hohen Alter eine hohe Restaurationsquote besteht [34]. Das bedeutet, dass viele Zähne schon mit Füllungen oder Kronen versorgt sind. Wenn die Approximalflächen der Zähne bereits durch Füllungen oder Kronen restauriert sind, dann kann an diesen expliziten Stellen natürlich keine Karies entstehen. Mit zunehmender Verschiebung der Kariesprävalenz ins höhere Alter (Abb. 1.15) wird aber auch die zunehmende Gefahr der Approximalkaries relevant.

Bezogen auf einzelne Bestandteile der Zähne sind insbesondere Veränderungen im Schmelz (Abb. 2.2) offensichtlich. Mit zunehmendem Alter kommt es zu einer stetigen Einlagerung von Fluoriden und Spurenelementen in den Schmelz. Dabei werden Mineralisationsgrade von fast 100 % erreicht. Gerade Fluoride haben die Eigenschaft, zu einer Zunahme der Härte von Zahnschmelz zu führen. Dies geht einher mit einer erhöhten Resistenz gegenüber einem reduzierten pH-Wert im Speichel, wie

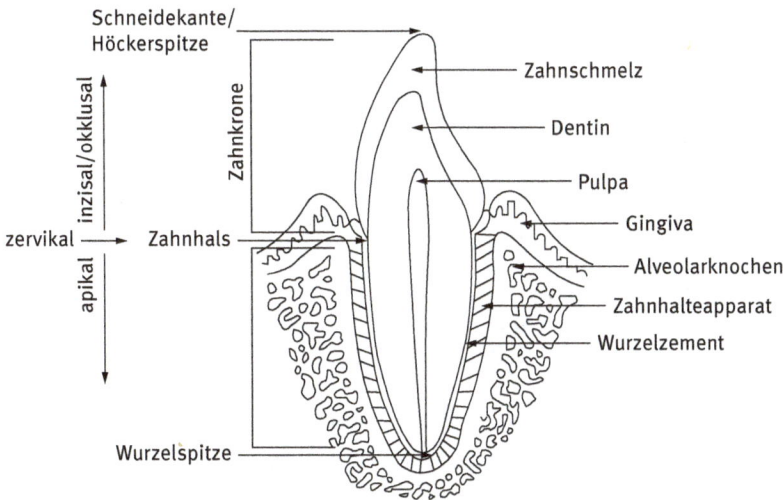

Abb. 2.2: Aufbaus des Zahnes und umgebender Gewebe sowie anatomische Bezeichnungen.

er nach Nahrungsaufnahme und durch bakteriell verstoffwechselte Kohlenhydrate wie Stärke und Zucker vorkommen kann. Daher sind Fluoride als kariesprotektiv eingestuft und werden bei Babys und Kleinkindern teils als Tabletten verabreicht und später über eine Fluoridierung von Salz oder Trinkwasser eingenommen. Bei dem hohen Mineralisationsgrad im Alter verlieren die Zähne aber ihre Flexibilität und der Schmelz kann spröde und frakturanfällig werden. Dies imponiert bei älteren Menschen als Sprünge und Absplitterungen im Bereich der Zahnkrone. Darüber hinaus kommt es durch Einlagerung von Spurenelementen zu Farbveränderungen der Zähne [95]. Da sich diese Verfärbungen nicht nur auf der Oberfläche der Zähne befinden, sind sie einer professionellen Zahnreinigung nicht und einem Bleichen („Bleaching") der Zähne nur eingeschränkt zugänglich. Darüber hinaus können auch noch weitere Ursachen zu einer Farbveränderung der Zähne führen (siehe unten). Generell sind diese Farbveränderungen zwar ohne Beeinträchtigungen der Mundgesundheit, aber sie können sich in der wahrgenommenen Ästhetik widerspiegeln.

Im Zahn ist unterhalb des Schmelzes das Dentin (Abb. 2.2). Dieses ist weniger stark mineralisiert (70 %) und hat einen hohen organischen Anteil mit Kollagen (20 %). Der Anteil organischer Bestandteile nimmt im Alter ab, während die anorganischen Bestandteile zunehmen. Dies geschieht durch Mineralisation des Dentins sowie Bildung von Tertiärdentin bei physikalischen und chemischen Reizen. Die Tubuli, in denen sich die Odontoblastenfortsätze (Zellen in der Pulpa zur Bildung von Dentin) befinden, obliterieren langsam und das Dentin beginnt zu sklerosieren. Bei Attrition oder Abrasion und damit verbundenem Verlust des oberflächlichen Zahnschmelzes kann dies dazu führen, dass das Dentin gegen weitere Abnutzung durch Attrition und Abrasion besser geschützt ist. Auch sind Hypersensibilitäten weniger wahrscheinlich und Bakterien und ihre Noxen können bei Karies nicht so schnell zur Pulpa vordringen (Abb. 2.2). Insgesamt bedeutet dies, dass ältere Patienten das Auftreten von Karies nicht oder erst deutlich verspätet bemerken. Gleichzeitig sinkt aber, wie auch oben beim Schmelz beschrieben, die Flexibilität und es steigt damit die Frakturgefahr für den Zahn. Welche Bedeutung das für die prothetische Rehabilitation hat, ist bisher nicht bekannt. Auch ist nicht klar, inwieweit die verstärkte Sklerosierung und die Abnahme von Kollagen und Dentintubuli zu einer signifikant verringerten Haftung von dentalen Adhäsivsystemen führt. Es scheint aber so zu sein, dass zumindest die Einwirkzeit der Bestandteile des Adhäsivsystems, insbesondere die Konditionierung durch Phosphorsäure und Primer, verlängert werden sollte. Dann sind auch im sklerosierten Dentin ausreichend gute Haftwerte zu erreichen und Füllungen weisen eine zufriedenstellende Funktionsdauer auf.

Durch die Bildung von Sekundär- und Tertiärdentin wird im Laufe des Lebens der Raum für die Pulpa (Abb. 2.2) zunehmend kleiner. So können die Höhe der Pulpa und die Anzahl der Zellen im Laufe der Funktionszeit der Zähne vom Durchbruch bis ins Alter von 60–70 Jahren um etwa die Hälfte abnehmen. Dies geht einher mit einer relativen Zunahme von Kollagenfasern. Die Odontoblasten nehmen nicht nur in der Anzahl ab, sondern sie altern auch. Zusammen mit der Verringerung von Anzahl und funktioneller Qualität der Blutgefäße (z. B. reduzierte Hämodynamik) und Nerven kommt es dabei zu einer Reduktion der Reaktions- und Regenerationsfähigkeit. Die Fähigkeit der Pulpa, Sekundär- und Tertiärdentin zu bilden, wird dadurch erheblich eingeschränkt. Durch die verringerte Innervation im koronaren Pulpenteil zusammen mit der Sklerosierung des Dentins kommt es zu einer Abnahme der Sensibilität. Folglich sind die Zähne weniger kälteempfindlich, reagieren aber auch nur noch eingeschränkt auf Kältetests zur Bestimmung der Vitalität der Pulpa. Somit werden diese Sensibilitätstests im höheren Alter zunehmend unsicher.

Im Bereich der Gingiva und des Zahnhalteapparats (Abb. 2.2) kommt neben der für die Pulpa bereits beschriebenen verstärkten Fibrosierung auch eine Abnahme der Kapazität der Fibroblasten zum Bindegewebeumbau zum Tragen. Dies geht einher mit einer verringerten Regenerationsfähigkeit. Welchen Einfluss diese altersbedingten Veränderungen im Bereich der Gingiva und des Zahnhalteapparats auf das Risiko für Parodontalerkrankungen wie Gingivitis und Parodontitis haben, ist bisher unklar, weil die Ätiopathogenese multifaktoriell ist und wesentliche bekannte Risikofaktoren wie eine eingeschränkte Mundhygiene oder Allgemeinerkrankungen im Alter deutlich zunehmen.

Der Alveolarknochen (Abb. 2.2) unterliegt den gleichen Alterungsvorgängen wie das gesamte Skelett [131]. Dazu zählen die Abnahme der Aktivität der knochenbildenden Osteoblasten und die damit verbundene relative Erhöhung der Aktivität der knochenabbauenden Osteoklasten. Dabei nimmt aber weniger das Volumen des Knochens ab als seine Dichte. Grund hierfür sind strukturelle Veränderungen wie die Ausdünnung und Umformung der Spongiosa mit den Knochenbälkchen. Diese Veränderungen des Alveolarknochens stellen aber kein Hindernis für zahnärztliche Maßnahmen wie Zahnextraktionen oder Implantationen dar. Die Atrophie des Kieferknochens nach Verlust der Zähne wiederum ist nicht als reiner Alterungsvorgang zu sehen, sondern stellt eine Reaktion des Knochens auf den Verlust der funktionellen Belastung dar und kann auch bereits in frühen Lebensjahren eintreten. Auch die häufig beschriebenen reizlosen Rezessionen an Zähnen im hohen Alter, verbunden mit einer scheinbaren Elongation der Zähne, scheinen keine Zeichen von Alterungsvorgängen zu sein, sondern eher von kumulierten Effekten vorangegangener entzündlicher und destruktiver Parodontalerkrankungen wie Gingivitis und Parodontitis.

2.2 Mundschleimhaut und Speicheldrüsen

Während es bei der äußeren Haut zu deutlichen Alterungserscheinungen kommt, ist dies für die Mundschleimhaut so nicht nachgewiesen [286]. Die oftmals postulierte Atrophie der Mundschleimhaut im Alter ist nicht belegt. Es werden aber sowohl eine Verdünnung des Mukosaepithels als auch eine Verdickung der Mundschleimhaut durch Hyperkeratose beobachtet. Dies geht einher mit einer zunehmenden Fibrosierung der Schleimhaut und der Reduktion des elastischen Bindegewebes sowie der Durchblutung. Daher ist im höheren Alter die Wundheilung der Mundschleimhaut leicht eingeschränkt. Darüber hinaus scheinen aber keine Alterungseffekte der Mundschleimhaut zu existieren, die im Rahmen der zahnmedizinischen Betreuung und Rehabilitation (z. B. Versorgung mit Teil- und Totalprothesen) relevant sind.

Von deutlich höherer Bedeutung sind Altersveränderungen der Speicheldrüsen und damit Veränderungen der Befeuchtung der Mundschleimhaut im Alter. Unter Speicheldrüsen werden insbesondere die drei großen, paarig angelegten Speicheldrüsen Glandula parotis (Ohrspeicheldrüse), Glandula mandibularis (Unterkieferdrüse) und Glandula sublingualis (Unterzungendrüse) aufgefasst. Aber auch die vielen kleinen Speicheldrüsen an Gaumen, Lippe, Zunge und Wange sind von Relevanz. Die Funktionen des Speichels sind vielfältig. Eine Reduktion der Speichelmenge oder -zusammensetzung kann daher auch zu gravierenden funktionellen Beeinträchtigungen führen. Normalerweise werden pro Tag zwischen 0,6 und 1,5 Liter Speichel produziert. In Ruhe sind dies etwa 0,25 bis 0,5 ml pro Minute (Ruhespeichel), während dieser stimuliert auf ca. 1,5 ml steigen kann (Reizspeichel). Der Ruhespeichel ist mit einem pH-Wert von 6,5 bis 6,9 leicht sauer, der Reizspeichel mit 7,0 bis 7,5 neutral bis leicht basisch. Bei Speichel handelt es sich fast ausschließlich um Wasser (>99 %) und geringe Anteile an gelösten organischen (ca. 0,5 %; z. B. Glykoproteine, Enzyme, Immunglobuline) und anorganischen Bestandteilen (ca. 0,2 %; z. B. Calcium, Phosphat-, Bicarbonationen). Eine wesentliche Funktion des Speichels ist die Bildung eines Gleitfilms. Dieser ist notwendig für das Sprechen und die Nahrungsaufnahme. Bei zu wenig oder zu viskösem Speichel würde die Zunge oder auch der Speisebrei an der Mundschleimhaut haften bleiben. Dieser Gleitfilm wirkt bei Patienten mit abnehmbarem Zahnersatz, wie häufig im hohen Alter anzutreffen ist, auch als Schutz der Mundschleimhaut vor mechanischen Irritationen durch die Prothesen bzw. ist für den Halt von Totalprothesen im Oberkiefer notwendig. Eine wichtige Rolle spielen dabei die Glykoproteine, die das freie Wasser binden und je nach Zusammensetzung die Viskosität des Speichels beeinflussen. Durch das Protein α-Amylase beginnt auch schon in der Mundhöhle die Vorverdauung der Nahrung. Dies ist aber insgesamt für die Verdauung von untergeordneter Bedeutung. Es kann nur dazu führen, dass sich durch die Spaltung von Mehrfachzuckern wie Stärke zu Einfachzucker (Glukose) bei langem Kauen zunehmend ein süßer Geschmack einstellt. Physiologisch ist dies aber nicht relevant. Durch Bestandteile des Immunsystems trägt der Speichel zur Balance der oralen Mikroflora bei und wirkt antibakteriell, antiviral und antimykotisch. Speichel ist auch ein wirksamer Schutz gegen eine Demineralisierung des Zahnschmelzes. Durch den Phosphat- und den Bicarbonatpuffer kann ein starker Abfall des pH-Werts durch Nahrung schnell kompensiert werden. Da Speichel auch eine mit Calcium- und Phosphationen übersättigte Lösung ist, können Demineralisationen im Schmelz zum Teil remineralisiert werden. Daher ist Speichel ein wichtiger Aspekt bei der Kariesprophylaxe. In den Speicheldrüsen kommt es aber im Alter wie in den anderen oben beschriebenen Weichgeweben zu einer Fibrosierung. Zusätzlich kann auch eine Verfettung und eine generelle Rückbildung zu beobachten sein. Der damit einhergehende Funktionsverlust bei der Speichelproduktion ist dennoch eher gering. Das bedeutet, dass sowohl die Menge an Ruhespeichel als auch an Reizspeichel im Alter unter physiologischen Bedingungen nur gering reduziert ist. Die strukturellen Veränderungen der Speicheldrüsen können über einen langen Zeitraum kompensiert werden und machen sich erst ab dem 8. Lebensjahrzehnt bemerkbar [186]. Dies betrifft insbesondere die Menge an Reizspeichel. So kann die Produktion im Alter von 85 Jahren und älter auf etwa die Hälfte der physiologischen Kapazität sinken. Dass im Alter aber auch vielfach deutlich reduzierte Mengen an Ruhespeichel bis hin zur Xerostomie beobachtet werden, liegt daher weniger an altersbedingten Veränderungen der Speicheldrüsen als an vielen Einflussfaktoren wie Trinkverhalten und -menge, Medikamenten sowie Allgemeinerkrankungen, von denen der Großteil der Senioren häufig betroffen ist.

2.3 Kiefergelenk und Kaumuskulatur

Altersbedingte Veränderungen am Kiefergelenk können genauso auftreten wie an anderen Gelenken des Körpers. Ursächlich sind insbesondere Stoffwechselveränderungen. Im Kiefergelenk werden im Alter vermehrt Abflachungen der Gelenkflächen und Osteophyten beobachtet. Darüber hinaus kann es zu Veränderungen des Discus articularis im Sinne von Perforationen und Verlagerungen kommen. Generell gilt aber, dass diese Veränderungen für sich allein kaum mit klinischen Befunden und Beeinträchtigungen für die betroffenen Personen einhergehen. Erst durch den Einfluss von pathologischen Faktoren steigt die Wahrscheinlichkeit für degenerative Erkrankungen wie Kiefergelenksarthrosen, die häufig dem erhöhten Alter zugerechnet werden. So lange diese Arthrosen aber nicht mit Schmerzen assoziiert sind und sich klinisch nur als Reiben in den Kiefergelenken darstellen, beeinträchtigen sie weder die Kaufunktion noch andere Bereiche der mundgesundheitsbezogenen Lebensqualität nachhaltig [223], und bedürfen daher auch keiner Therapie. Inwieweit bei fortschreitender Arthrose des Kiefergelenks durch die Reduktion der Höhe der Kondylen ein offener Biss entstehen kann, oder ob der frontal offene Biss als Risikofaktor für eine Arthrose der Kiefergelenke gesehen werden muss, ist bisher nicht klar.

Altersbedingte Veränderungen können auch die Kaumuskulatur betreffen. Dies beinhaltet eine zunehmende Atrophie sowie die Zunahme von Bindegewebe und Fett. Damit können eine verminderte Muskelkraft und ein reduzierter Muskeltonus einhergehen [178]. Ein wesentlicher Einflussfaktor auf die Atrophie der Muskulatur scheint eine mangelnde Aktivität zu sein, bestimmt durch den Verlust der eigenen Zähne. Bei Zahnlosigkeit und Totalprothesen ist die Aktivität der Kaumuskulatur deutlich gegenüber Teil- und Vollbezahnten reduziert, was zu einer erhöhten Atrophie der Muskulatur führt. Daher sind Zähne oder Implantate zur Abstützung des Zahnersatzes für den langfristigen Erhalt der funktionellen Kapazität der Kaumuskulatur hilfreich.

3 Klinische Befunde im Alter

Die Mundgesundheit kann aufgrund einer Vielzahl von Erkrankungen, wie dentale und parodontale Infektionen, Mundschleimhauterkrankungen, Tumore, Entwicklungsstörungen und Fehlbildungen, Verletzungen sowie orofaziale Schmerzen [268], im Alter substanziell beeinträchtigt sein. Nachfolgend sollen die wichtigsten und häufigsten Befunde im Alter dargestellt werden. Wenn möglich, werden die dentalen Befunde aus den großen internationalen Surveys wie der Deutschen Mundgesundheitsstudie (DMS), dem Adult Dental Health Survey (ADHS) aus Großbritannien und dem National Health and Nutrition Examination Survey (NHANES) aus den USA angegeben.

Die DMS ist eine bevölkerungsrepräsentative Querschnittstudie zur Charakterisierung der Mundgesundheit in Deutschland und wird seit Ende der 1980er-Jahre in größeren Abständen durchgeführt. Die ersten beiden Untersuchungen erfolgten noch getrennt in Westdeutschland (DMS I) im Jahr 1989 [160] und in Ostdeutschland (DMS II) im Jahr 1992 [161]. Die DMS III mit 3.065 Personen aus dem Jahr 1997 [162], die DMS IV mit 4.631 Personen aus dem Jahr 2005 [163] und die aktuelle DMS V mit 4.609 Personen aus dem Jahr 2014 [122] beziehen sich auf Gesamtdeutschland.

Der ADHS ist ebenfalls eine bevölkerungsrepräsentative Querschnittstudie und wurde erstmals 1968 durchgeführt und danach etwa alle 10 Jahre. Die ersten beiden Durchgänge (1968 und 1978) deckten nur England und Wales ab, während der dritte (1988) und der vierte Durchgang (1998) in ganz Großbritannien durchgeführt wurden [199, 200]. Der bisher letzte ADHS erfolgte im Jahr 2009 nur in England, Wales und Nordirland [198]. Dennoch scheint eine gute Vergleichbarkeit der verschiedenen Durchgänge zu bestehen. Die Anzahl der Studienteilnehmer unterschied sich nicht wesentlich von der der DMS. So wurden in dem ADHS 2009 insgesamt 6.469 Personen zahnmedizinisch untersucht [198].

Der NHANES wurde in den USA erstmals 1960 als eine Serie von Studien durchgeführt, die den Fokus auf verschiedene Populationen und Fragestellungen legten [296]. Seit 1999 wird der Survey jährlich durchgeführt und schließt etwa 5.000 Personen pro Jahr ein. Entgegen der DMS und des ADHS ist der NHANES nicht primär auf die Mundgesundheit ausgerichtet, sondern diese stellt nur einen Teilaspekt dar. Daher ist die Erfassung nicht so umfangreich wie bei den reinen Mundgesundheitssurveys [59, 60, 63, 64]. Für die aktuelle Auswertung standen die Daten aus der NHANES III (1988 bis 1994) und der NHANES der Jahre 1999 bis 2004 [65] sowie ausgewählte Variablen für den Zeitraum von 2005 bis 2012 zur Verfügung [62, 69, 70].

3.1 Zähne

Zähne verändern sich im Verlauf der Nutzungsperiode durch vielfältige physiologische Aspekte des Alterns, aber auch durch pathologische Prozesse. Diese Veränderungen können dazu führen, dass Zähne von allein verloren gehen oder nicht mehr erhalten werden können und entfernt werden müssen (Abb. 3.1).

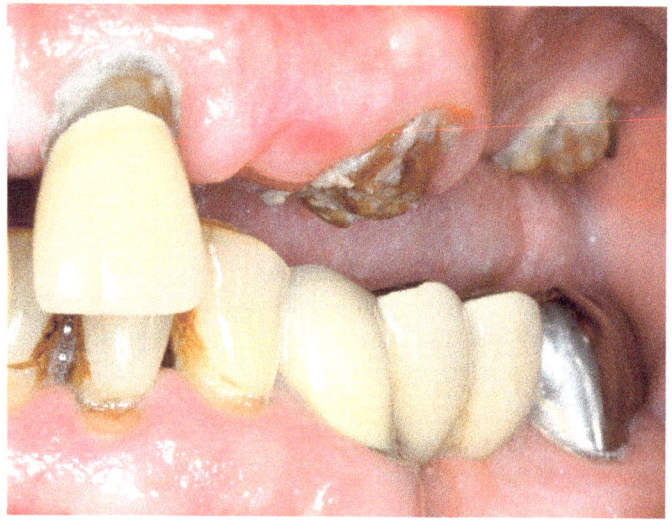

Abb. 3.1: Stark kariös zerstörte Zähne (Wurzelreste) im linken Oberkiefer

3.1.1 Zahnabnutzung

Der Verlust an Zahnhartsubstanz kann viele Ursachen haben. Hier sollen die Effekte dargestellt werden, die nicht durch Karies hervorgerufen werden. Die wesentlichen Gründe für nichtkariesbedingten Zahnhartsubstanzverlust sind Attrition, Abrasion und Erosion. Diese sind wie folgt definiert:
- **Attrition** entsteht durch direkten Zahn-Zahn-Kontakt (z. B. Knirschen mit den Zähnen). Sie tritt daher in der Regel zuerst auf den Schneidekanten der Frontzähne bzw. den Höckerspitzen der Seitenzähne auf. Bei fortschreitender Attrition kann es zu einem kompletten Verlust der Kontur des Zahnes kommen und der Schmelz so weit abgenutzt werden, dass das Dentin freigelegt wird.
- **Abrasion** wird durch mechanische Einwirkung (Reibung) ohne direkten Zahn-Zahn-Kontakt hervorgerufen (z. B. Nahrungsbestandteile oder Putzkörper in Zahnpasta). Während die Effekte durch abrasive Nahrungsbestandteile insbesondere auf den Okklusalflächen der Seitenzähne auftreten, so betreffen Putzdefekte die Zahnhälse. Sie entstehen, wenn durch falsche Putztechnik bei hauptsächlich

horizontalen Bewegungen der Zahnbürste mit zu hohem Anpressdruck gearbeitet wird. Begünstigt werden diese Effekte auch bei der Verwendung von Zahnpasta zur Aufhellung der Zähne, weil diese in der Regel besonders viele abrasive Putzkörper enthalten.
- **Erosion** ist die Folge von Säureeinwirkungen auf die Zähne (z. B. durch saure Getränke wie Säfte und Cola oder Magensäure bei Reflux oder Bulimie). Sie tritt hauptsächlich an den Frontzähnen auf, weil diese am meisten in Kontakt mit der Säure kommen. Auffällig bei Reflux und besonders bei Bulimie ist, dass fast ausschließlich die palatinalen Flächen der Frontzähne des Oberkiefers betroffen sind, d. h. die Flächen nach innen zum Gaumen.

Darüber hinaus kann beispielsweise auch eine Abfraktion auftreten, also das Abplatzen von Schmelz durch Mikrofrakturen. Auf diese soll hier aber nicht näher eingegangen werden. Da sich die klinische Unterscheidung nach den Ursachen oft schwierig gestaltet, werden nachfolgend die Effekte der oben beschriebenen Prozesse unter Zahnabnutzung zusammengefasst, wobei es sich dabei dann primär um Attrition handelt.

In einer Untersuchung in der deutschen Allgemeinbevölkerung mit insgesamt 836 Personen zeigte sich, dass in der Spanne vom 20.–59. Lebensjahr die Zahnabnutzung stetig zunimmt. Das Geschlecht der Personen scheint dabei keinen relevanten Einfluss zu haben. Bei Personen im Alter von 50–59 Jahren waren ca. 40 % der Zähne so weit abgenutzt, dass das Dentin exponiert war [233]. Freiliegendes Dentin ist dabei häufiger bei den Frontzähnen (60 %) als bei den Seitenzähnen (20 %) vorzufinden. In einer Studie in China mit 720 Personen hatten fast alle Teilnehmer (98 %) im Alter von 50–74 Jahren mindestens einen Zahn mit freiliegendem Dentin [277].

In der aktuellen DMS V lag bei Senioren (65- bis 74-Jährige) in 52 % der Fälle eine Erosion vor [122].

3.1.2 Karies

Die Prävalenz von Karies als Summe aller kariösen, gefüllten, überkronten oder fehlenden Zähne (DMF-T-Wert) liegt entsprechend der aktuellen DMS V in der Gruppe der Senioren (65- bis 74-Jährige) in Deutschland bei 17,7 und die Anzahl kariöser Zähne (D-T-Wert) pro Person bei 0,5 [122]. Das bedeutet, dass etwas über die Hälfte der Zähne von Karies oder den Folgen betroffen sind und im Durchschnitt jeder zweite Senior einen Zahn mit Behandlungsbedarf aufweist. Das ist ein bedeutender Rückgang gegenüber vorherigen Untersuchungen (Tab. 3.1). Im Jahr 2005 lag der DMF-T noch bei 22,5 und der D-T bei 0,7. Damit sind die Werte nun weitestgehend mit der Kariesprävalenz in den USA und in Großbritannien vergleichbar.

Auch die Werte der Erwachsenen (35- bis 44-Jährige) sind über die letzten Jahre in Deutschland kontinuierlich gesunken und liegen aktuell bei 11,2 für den DMF-T

Tab. 3.1: Vergleich der Kariesprävalenz aus Daten der DMS [122, 160–163], der ADHS [195, 198–200] und der NHANES [65] für vier verschiedene Untersuchungszeiträume; DMF-T: Summe aller kariösen, gefüllten, überkronten oder fehlenden Zähne; D-T: Summe aller kariösen Zähne

Population	Region (Survey)	1985–1994		1995–2004		2005–2009		2010–2014	
		Mittelwerte für DMF-T und D-T							
Erwachsene	Deutschland (DMS)								
	Gesamt	–	–	16,1	0,5	14,5	0,5	11,2	0,5
	Westdeutschland	16,7	2,0	16,1	0,5	14,4	0,4	11,1	0,5
	Ostdeutschland	13,4	1,0	16,0	0,6	15,0	0,5	12,2	0,5
	Großbritannien (ADHS)	14,9	1,0	12,2	0,9	7,9	0,7	–	–
	USA (NHANES)	13,5	0,7	10,9	0,8	–	–	–	–
Senioren	Deutschland (DMS)								
	Gesamt	–	–	23,6	0,3	22,1	0,3	17,7	0,5
	Westdeutschland	–	–	23,5	0,2	22,0	0,3	17,6	0,5
	Ostdeutschland	–	–	24,0	0,3	22,5	0,3	17,9	0,2
	Großbritannien (ADHS)	19,6	1,0	17,9	0,9	17,5	0,7	–	–
	USA (NHANES)	18,5	0,6	17,7	0,4	–	–	–	–

und 0,5 für den D-T. Das bedeutet aber auch gleichzeitig, dass die Differenz der Kariesprävalenz zwischen dem Erwachsenen- und dem Seniorenalter von 7,6 Zähnen im Jahr 2005 und von 6,5 Zähnen im Jahr 2014 nur geringfügig sank. Entsprechend ist ein Großteil des Rückgangs der Kariesprävalenz auf Präventionsaspekte im jungen Alter zurückzuführen und weniger auf erfolgreiche Präventionsprogramme im fortgeschrittenen Alter. In die DMS V wurde erstmals auch eine Gruppe älterer Senioren im Alter von 75–100 Jahren eingeschlossen. Hier lag der DMF-T bei 21,6 und damit fast genau bei dem Wert der jungen Senioren im Jahr 2005 (22,1). Dies zeigt eindrucksvoll die Verschiebung der Kariesprävalenz ins höhere Alter.

Als separater Aspekt soll auch die Prävalenz von Wurzelkaries ausgewertet werden. Diese befindet sich meist bukkal oder approximal, d. h. an den Außenflächen oder den Kontaktflächen der Zähne. Wurzelkaries breitet sich zwar langsam aus, aber häufig großflächig und eine Therapie ist schwierig. Bei jüngeren Senioren weisen 28,0 % mindestens eine kariöse oder gefüllte Wurzeloberfläche auf, während bei den älteren Senioren dieser Wert mit 26,0 % sogar etwas niedriger ausfällt.

3.1.3 Zahnverlust

Aktuell fehlen jungen Senioren (65- bis 74-Jährige) in Deutschland durchschnittlich 11,1 Zähne und 12,4 % sind komplett zahnlos (Tab. 3.2). Gegenüber den vorangegangenen Untersuchungen mit durchschnittlich 17,6 fehlenden Zähnen im Jahr 2005 und 14,1 fehlenden Zähnen im Jahr 2009 ist dies eine bedeutende Abnahme. Während in

Tab. 3.2: Anzahl fehlender Zähne und Prävalenz von Zahnlosigkeit aus Daten der DMS [122, 160–163], der ADHS [195, 198–200, 255] und der NHANES [65] für vier verschiedene Untersuchungszeiträume

Population	Region (Survey)	Untersuchungszeitraum							
		1985–1994		1995–2004		2005–2009		2010–2014	
		Mittelwert und Prävalenz							
Erwachsene	Deutschland (DMS)								
	Gesamt	–	–	4,2	1,1 %	2,7	1,0 %	2,1	0,8 %
	Westdeutschland	3,8	0,0 %	3,9	0,9 %	2,6	0,9 %	2,1	0,9 %
	Ostdeutschland	4,7	1,1 %	5,2	1,7 %	3,3	1,4 %	1,7	0,0 %
	Großbritannien (ADHS)	6,9	3 %	5,3	1,0 %	4,4	0,0 %	–	–
	USA (NHANES)	3,7	3,7 %	2,4	2,6 %	–	–	–	–
Senioren	Deutschland (DMS)								
	Gesamt	–	–	17,6	24,8 %	14,1	22,6 %	11,1	12,4 %
	Westdeutschland	–	–	17,0	22,6 %	13,7	22,6 %	11,0	12,5 %
	Ostdeutschland	–	–	19,8	34,5 %	15,6	22,9 %	11,5	11,8 %
	Großbritannien (ADHS)	17,0	36,0 %	13,8	34,0 %	11,1	15,0 %	–	–
	USA (NHANES)	8,7	28,6 %	8,3	23,9 %	–	22,9 %	–	–

den vorangegangenen Untersuchungen etwa ein Viertel der jungen Senioren zahnlos waren, so reduzierte sich diese Anzahl auf quasi die Hälfte. Interessant ist aber auch, dass sich die Anzahl der fehlenden Zähne im Erwachsenenalter insbesondere im Vergleich zum Jahr 2009 nur geringfügig geändert hat. Das bedeutet, dass durch zahnärztliche Maßnahmen die Zähne auch im höheren Alter länger erhalten werden. Die Menschen behalten also ihre Zähne länger und werden später zahnlos. Somit ist Prävention und Zahnerhalt auch im hohen Alter ein zunehmend wichtiges Thema.

Interessant im internationalen Vergleich ist, dass die Daten der aktuellen Mundgesundheitsstudie in Deutschland sehr gut mit den Werten der ADHS aus dem Jahr 2009 in Großbritannien übereinstimmen, aber die Werte zur Prävalenz der Zahnlosigkeit in den USA (NHANES) deutlich unterschreiten. Dabei ist aber zu berücksichtigen, dass hier keine aktuellen Werte vorliegen, was die Vergleichbarkeit einschränkt.

Bei den älteren Senioren (75- bis 100-Jährige) liegt die durchschnittliche Anzahl fehlender Zähne aktuell (2014) bei 17,8 (Westdeutschland: 17,7; Ostdeutschland: 18,5). Mit insgesamt 32,8 % (Westdeutschland: 33,9 %; Ostdeutschland: 28,7 %) sind circa ein Drittel der älteren Senioren komplett zahnlos. Damit haben in dieser Altersgruppe aber noch etwa zwei Drittel eigene Zähne, deren Erhalt eine hohe Herausforderung darstellt.

3.2 Zahnhalteapparat

Der Zustand des Zahnhalteapparats kann über den klinischen Attachmentverlust und die Sondierungstiefen beschrieben werden. Beim primär gesunden Zahn reicht der Zahnhalteappart (Attachment) bis an die Schmelz-Zement-Grenze. Diese befindet sich am Übergang von der Zahnkrone zur Zahnwurzel. Bei Verlust an Zahnhalteapparat wird die Distanz zwischen Schmelz-Zement-Grenze und dem sondierbaren Knochenbeginn als klinischer Attachmentverlust in Millimeter bestimmt. Die Sondierungstiefe von Zahnfleischtaschen wird als Distanz zwischen Zahnfleischrand und sondierbarem Taschenboden (Knochenbeginn) ermittelt. Physiologisch befindet sich der Zahnfleischrand etwa 1 bis 2 mm koronal (oberhalb) der Schmelz-Zement-Grenze. Dies bedeutet, dass Sondierungstiefen in diesem Bereich für ein gesundes, entzündungsfreies Zahnfleisch sprechen. Werte ab 4 mm stehen hingegen für einen behandlungsbedürftigen Zustand. Daher wird dieser Grenzwert als Indikator für einen Behandlungsbedarf bei Beschreibung des Zustands des Zahnhalteapparats genutzt.

Der mittlere klinische Attachmentverlust beträgt bei jüngeren Senioren in Deutschland aktuell (2014) durchschnittlich 3,8 mm (Tab. 3.3). Damit zeigt sich gegenüber 2005 mit durchschnittlich 4,2 mm eine deutliche Abnahme. Auch der Anteil von Personen mit mindestens einem Zahn, welcher eine Zahnfleischtasche mit einer Sondierungstiefe von ≥4 mm aufweist, sank mit aktuell 75,5 % gegenüber dem Jahr 2005 mit noch 87,8 %. Das ist sicherlich sehr erfreulich. Die Werte zeigen aber immer noch eine deutliche Zunahme vom Erwachsenenalter mit einem mittleren klinischen Attachmentverlust von 2,6 mm und einer Prävalenz von erhöhten Sondierungstiefen mit 59,1 % im Seniorenalter (64- bis 74-Jährige). Auch sind die Werte noch höher als im internationalen Vergleich, wie beispielsweise mit der NHANES aus den USA mit einem mittleren klinischen Attachmentverlust von nur 2,1 mm und einer Prävalenz von erhöhten Sondierungstiefen mit nur 48,3 % in dieser Altersgruppe. Dies mag aber auch Ausdruck unterschiedlicher Behandlungskonzepte sein, d. h. ob Zähne bei erhöhtem klinischen Attachmentverlust und Sondierungstiefen noch erhalten oder extrahiert werden.

Bei einer detaillierten Betrachtung der Prävalenz von Parodontalerkrankungen bei älteren Senioren fällt eine Zunahme des mittleren klinischen Attachmentverlusts von 3,9 mm bei 75- bis 84-Jährigen zu 4,5 mm bei 85- bis 100-Jährigen auf. Gleichzeitig sinkt aber der Anteil der Personen mit erhöhten Sondierungstiefen von 87,1 % bei 75- bis 84-Jährigen zu 84 % bei 85- bis 100-Jährigen leicht. Zu berücksichtigen ist dabei, dass in diesen beiden Altersgruppen keine wirklich repräsentative Stichprobe der deutschen Allgemeinbevölkerung gezogen werden konnte, weil die Zugangswege einfach zu schwierig sind. Auffallend ist aber dennoch, dass es in allen Werten eine Zunahme gegenüber den jüngeren Senioren gibt. Das unterstreicht den Bedarf an effektiver Mundgesundheitsprävention im höheren Alter.

Tab. 3.3: Mittlerer klinischer Attachmentverlust und Anteil von Personen (Prävalenz) mit mindestens einer Zahnfleischtasche von ≥4 mm aus Daten der DMS [122, 160–163], der ADHS [198–200] und der NHANES [65, 69, 70] für vier verschiedene Untersuchungszeiträume

Population	Region (Survey)	Untersuchungszeitraum							
		1985–1994		1995–2004		2005–2009		2010–2014	
		Mittelwert [mm] und Prävalenz							
Erwachsene	Deutschland (DMS)								
	Gesamt	–	–	4,8	46,3 %	2,6	76,9 %	2,6	59,1 %
	Westdeutschland	–	–	4,8	38,2 %	2,6	76,1 %	2,7	61,8 %
	Ostdeutschland	–	–	4,8	76,5 %	2,9	81,0 %	2,4	44,8 %
	Großbritannien (ADHS)	–	–	–	60,0 %	–	43,0 %	–	–
	USA (NHANES)	1,1	22,2 %	0,7	11,9 %	–	–	1,5	39,2 %
Senioren	Deutschland (DMS)								
	Gesamt	–	–	6,1	64,1 %	4,2	87,8 %	3,8	75,5 %
	Westdeutschland	–	–	6,0	61,4 %	4,1	88,4 %	3,9	77,3 %
	Ostdeutschland	–	–	6,5	77,8 %	4,7	85,4 %	3,8	67,3 %
	Großbritannien (ADHS)	–	–	–	69,0 %	–	60,0 %	–	–
	USA (NHANES)	1,9	22,4 %	1,4	11,7 %	–	–	2,1	48,3 %

3.3 Mundschleimhaut

Während bei jungen Erwachsenen in Deutschland Veränderungen der Mundschleimhaut nur bei einem sehr geringen Anteil auftreten, so steigt die Prävalenz bei den jüngeren und älteren Senioren deutlich an (Tab. 3.4).

Daten aus den USA von NHANES aus dem Zeitraum von 1988 bis 1994 erlauben zwar keine Differenzierung nach Ursachen von Schleimhautveränderungen innerhalb verschiedener Altersgruppen, sie geben aber einen sehr detaillierten Überblick über die Häufigkeit jeglicher Veränderungen über fast die ganze Lebensspanne (Tab. 3.5) [241].

Während insgesamt bei etwa einem Viertel (28,2 %) der Studienteilnehmer von 17.235 Amerikanern Veränderungen der Schleimhaut auftraten, zeigte sich ein sehr deutlicher Alterseinfluss. So stieg die Prävalenz von 19,0 % bei Personen bis zum 29. Lebensjahr auf 42,6 % bei den Senioren ab dem 70. Lebensjahr.

Ein Vergleich der Daten aus Deutschland und den USA ist schwierig. Durch den unterschiedlichen Untersuchungszeitraum können sich die Populationen in wichtigen Risikofaktoren wie Rauchen deutlich unterscheiden mit einer geringeren Prävalenz in der aktuellen Untersuchung aus Deutschland [179]. Darüber hinaus wurden in den NHANES wesentlich mehr Befunde als Schleimhautveränderungen aufgenommen als in der DMS V, wie beispielsweise häufig vorkommende Auffälligkeiten der Zunge (Haarzunge [Lingua villosa nigra] oder Landkartenzunge [Lingua geographica]).

Tab. 3.4: Prävalenz von Veränderungen der Mundschleimhaut in verschiedenen Altersgruppen anhand der Daten der DMS V [122], zusätzlich unterschieden nach alten (West) und neuen (Ost) Bundesländern

	Altersgruppe								
	35–44 Jahre			65–74 Jahre			75–100 Jahre		
	Gesamt	West	Ost	Gesamt	West	Ost	Gesamt	West	Ost
	Prävalenz								
Karzinom	0,0 %	0,0 %	0,0 %	0,0 %	0,0 %	0,0 %	0,2 %	0,2 %	0,0 %
Leukoplakie	1,9 %	2,0 %	1,4 %	0,7 %	0,6 %	1,1 %	0,8 %	0,8 %	0,5 %
Erythroplakie	0,0 %	0,0 %	0,0 %	0,0 %	0,0 %	0,0 %	0,7 %	0,8 %	0,2 %
Lichen planus	0,0 %	0,0 %	0,0 %	0,2 %	0,2 %	0,0 %	0,2 %	0,3 %	0,0 %
Candida	0,0 %	0,0 %	0,0 %	0,1 %	0,1 %	0,0 %	0,1 %	0,1 %	0,0 %
Raucherkeratose	0,0 %	0,0 %	0,0 %	0,1 %	0,1 %	0,0 %	0,2 %	0,2 %	0,0 %
Prothesenbedingte Veränderungen	0,0 %	0,0 %	0,0 %	4,6 %	4,7 %	3,9 %	4,4 %	4,4 %	4,8 %
Sonstiges	3,0 %	3,0 %	2,8 %	6,1 %	5,8 %	7,0 %	8,4 %	8,9 %	6,5 %

Tab. 3.5: Prävalenz von Veränderungen der Mundschleimhaut in verschiedenen Altersgruppen anhand der Daten der NHANES von 1988 bis 1994 [241]

	Altersgruppe in Jahren					
	17–29	30–39	40–49	50–59	60–69	über 70
	Prävalenz					
Alle	19,0 %	22,6 %	28,6 %	36,4 %	39,4 %	42,6 %

3.3.1 Tumore und Präkanzerosen

Krebs ist eine typische Erkrankung des hohen Alters. Während die Prävalenz von oralen Tumoren (Abb. 3.2) in Deutschland bei jungen Erwachsenen und jungen Senioren unter 0,1 % liegt, so sind bei den älteren Senioren etwa 0,2 % davon betroffen (Tab. 3.4). Eine deutlich höhere Prävalenz liegt bei Präkanzerosen wie Leukoplakie (Abb. 3.3), Erythroplakie und Lichen planus vor.

Daten aus den USA vom National Cancer Institut Survey von 2004, die vom National Institute of Dental and Craniofacial Research (NIDCR) des National Institutes of Health (NIH) zur Verfügung gestellt wurden, zeigen den Zusammenhang zwischen oralen Tumoren und dem Alter noch deutlicher und differenzieren zusätzlich nach dem Geschlecht (Tab. 3.6) [174].

Während im Erwachsenenalter die Prävalenz oraler Tumore bei unter 1 Promille lag, stiegen die Werte mit zunehmendem Alter stark an. Bei männlichen Senioren ab dem 70. Lebensjahr hatten dabei etwa 6 von 1.000 Personen einen oralen Tumor, wäh-

3.3 Mundschleimhaut — 33

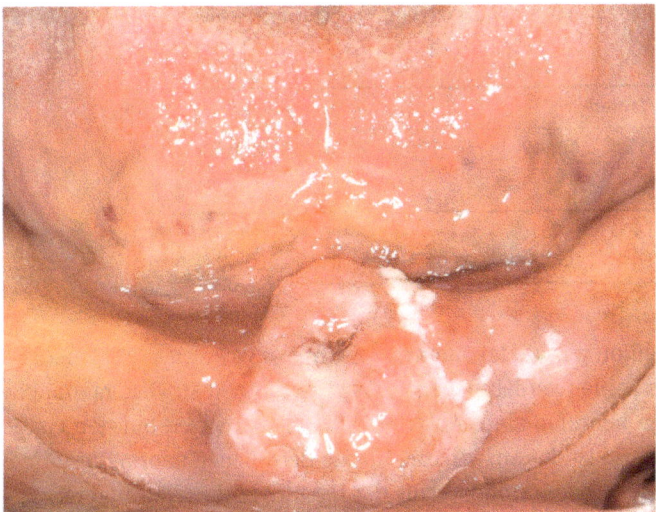

Abb. 3.2: Plattenepithelkarzinom im Mundboden

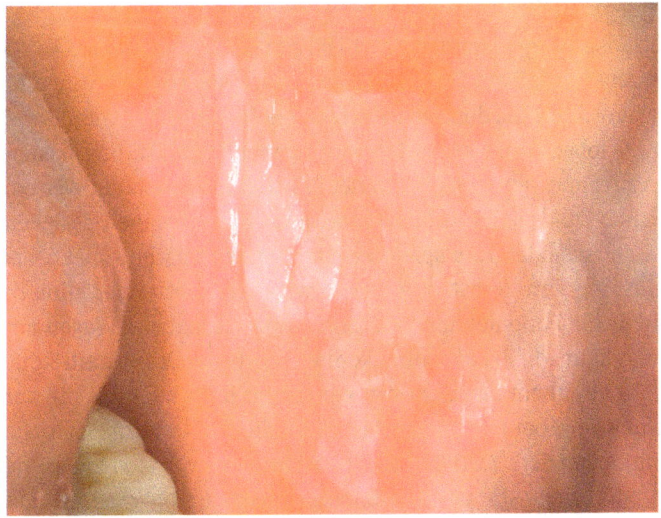

Abb. 3.3: Leukoplakie an der linken Wange

Tab. 3.6: Prävalenz von oralen Tumoren bei Männern und Frauen in unterschiedlichen Altersgruppen (Daten: NIDCR [174])

	Altersgruppe in Jahren					
	20–29	30–39	40–49	50–59	60–69	über 70
	Prävalenz					
Männer	0,005 %	0,014 %	0,055 %	0,167 %	0,278 %	0,637 %
Frauen	0,007 %	0,014 %	0,029 %	0,061 %	0,101 %	0,293 %

rend bei weiblichen Senioren in dieser Altersgruppe nur etwa 3 von 1.000 Personen betroffen waren. Diese Zahlen verdeutlichen, dass circa doppelt so viele männliche wie weibliche Senioren betroffen sind. Auch wenn die Prävalenzen auf den ersten Blick gering erscheinen, so ist die Auswirkung für die Betroffenen enorm. Im Durchschnitt überleben nur 60 % der Betroffenen die der Diagnose folgenden 5 Jahre.

3.3.2 Xerostomie

Für Xerostomie, also die ausgeprägte Mundtrockenheit, gibt es für Deutschland keine aktuellen bevölkerungsrepräsentativen Daten. Entsprechend der DMS III von 1997 liegt die Prävalenz von Xerostomie bei den Senioren (64- bis 74-Jährige) bei insgesamt 0,9 % [162]. International gibt es zwar viele Untersuchungen mit bevölkerungsbasierten Stichproben, diese unterscheiden sich aber in der Prävalenz deutlich mit Werten, die von 0,9–64,8 % reichen [204]. Es ist nicht anzunehmen, dass sich die Häufigkeit von Xerostomie derart unterscheidet. Hier spielen vielmehr methodische Aspekte bei der Erhebung eine Rolle. So kann Xerostomie anamnestisch erhoben oder klinisch diagnostiziert werden. Für die Patientenangabe stehen unterschiedliche Fragen mit jeweils spezifischen Ausprägungen der Mundtrockenheit sowie der Bezugszeiträume zur Verfügung. Die klinische Erhebung reicht von der reinen Inspektion bis hin zur Erfassung der Speichelmenge. Aber nur die wenigsten Studien erfassten Xerostomie entsprechend der Definition mit dem Vorliegen einer unstimulierten Speichelflussrate von ≤0,1 ml/min und/oder einer stimulierten Speichelflussrate von ≤0,5 ml/min [250]. Trotz der Unterschiede zwischen den Studien lässt sich schlussfolgern, dass Xerostomie ein relevantes Phänomen im höheren Alter ist.

3.4 Kiefergelenke und Kaumuskulatur

Für die Beschreibung von Erkrankungen der Kiefergelenke und Kaumuskulatur hat sich der Begriff kraniomandibuläre Dysfunktionen (CMD) etabliert [201]. Die wichtigsten Aspekte von CMD sind Schmerzen im Bereich der Kiefergelenke oder der Kaumuskulatur, Kiefergelenkgeräusche und Einschränkungen der Mundöffnung, wobei Schmerzen die größte Bedeutung für die Lebensqualität der Patienten haben [223].

Zur Beschreibung der Häufigkeit von CMD in der Bevölkerung in epidemiologischen Studien wurde 1974 der Helkimo-Index entwickelt [96]. Dieser beinhaltet keine Diagnosen, sondern beurteilt nur den Schweregrad von CMD. Damit ist er im klinischen Gebrauch wenig hilfreich. Durch die Standardisierung ist es aber gut möglich, Ergebnisse aus Anamnese und klinischer Untersuchung in verschiedenen Studien miteinander zu vergleichen. Der Dysfunktionsindex teilt sich in einen anamnestischen und einen klinischen Index. Der anamnestische Dysfunktionsindex wird aus den Angaben der Patienten ermittelt. Diese werden als mild (Kiefergelenkgeräusche, Ermüdungsgefühl im Kiefergelenk, Steifheit im Kiefergelenk am Morgen oder bei Bewegung des Unterkiefers) oder als schwer (Kieferklemme, Kiefersperre, Luxation, Schmerzen im Bereich der Kiefergelenke oder der Kaumuskulatur) eingeteilt. Der klinische Dysfunktionsindex wird dagegen mithilfe der Ergebnisse der Untersuchung am Patienten ermittelt. Die klinischen Befunde werden mit einer Punktebewertung für fünf Untergruppen (Unterkieferbeweglichkeit, Gelenkfunktion, Palpation der Kaumuskulatur, Palpation der Kiefergelenke, Schmerzen bei Bewegung des Unterkiefers) in einer Gesamtbewertung zusammengefasst.

Die letzte große epidemiologische Studie in Deutschland, die auch CMD erfasst hat, ist die DMS III aus dem Jahr 1997 [162]. Besonders relevant beim Helkimo-Index sind dabei schwere anamnestische Dysfunktionen (A_2) und moderate bzw. schwere klinische Dysfunktionen (D_2/D_3), weil diese Schmerzen und weitere relevante Aspekte beinhalten, die in der Regel einen Behandlungsbedarf implizieren. Bei

Tab. 3.7: Helkimo-Index für Symptome (anamnestische Dysfunktionen) und klinische Zeichen (klinische Dysfunktionen) von kraniomandibulären Dysfunktionen bei Erwachsenen und Senioren in Deutschland anhand der Daten der DMS III [162]

	Altersgruppe					
	35–44 Jahre			65–74 Jahre		
	Gesamt	Männlich	Weiblich	Gesamt	Männlich	Weiblich
	Prävalenz					
Anamnestische Dysfunktionen						
A_0 (keine Dysfunktion)	78,7 %	83,3 %	74,0 %	84,5 %	88,1 %	81,9 %
A_1 (leichte Dysfunktion)	15,3 %	12,5 %	18,3 %	10,0 %	7,2 %	12,1 %
A_2 (schwere Dysfunktion)	6,0 %	4,2 %	7,7 %	5,4 %	4,7 %	6,0 %
Klinische Dysfunktionen						
D_0 (keine Dysfunktion)	48,9 %	53,5 %	44,2 %	40,6 %	47,7 %	35,4 %
D_1 (leichte Dysfunktion)	47,6 %	44,0 %	51,3 %	48,8 %	41,1 %	54,1 %
D_2 (moderate Dysfunktion)	3,2 %	2,5 %	3,8 %	10,3 %	10,4 %	10,3 %
D_3 (schwere Dysfunktion)	0,3 %	0,0 %	0,7 %	0,3 %	0,5 %	0,2 %

den Senioren wiesen 5,4 % eine schwere anamnestische Dysfunktion (A_2) und insgesamt 10,6 % moderate bzw. schwere klinische Dysfunktionen (D_2/D_3) auf (Tab. 3.7).

Während bei den klinischen Dysfunktionen deutlich höhere Prävalenzen bei den Senioren als bei den Erwachsenen festgestellt werden konnten, so stellt sich dieser Unterschied bei den anamnestischen Dysfunktionen nicht dar. Das kann so interpretiert werden, dass die Senioren die Beschwerden weniger wahrnehmen und für sich als geringer relevant beurteilen.

Ein weiterer Aspekt von Interesse ist die Geschlechtsverteilung. In der Regel ist die Prävalenz von CMD bei weiblichen Personen deutlich höher als bei männlichen Personen [140]. Während dies so auch bei den Erwachsenen zu beobachten ist, kann bei den Senioren im Auftreten moderater und schwerer klinischer Dysfunktionen kein wesentlicher geschlechtsspezifischer Unterschied beobachtet werden.

Betrachtet man die einzelnen Symptome und Befunde, so zeigt sich, dass am häufigsten Kiefergelenkgeräusche wie Reiben und Knacken zu beobachten sind (Tab. 3.8). Bei den Senioren gaben diese 13,5 % anamnestisch an und wurden bei 29,0 % klinisch diagnostiziert. Schmerzen als wichtigster Grund für einen Behandlungsbedarf wurden von 4,7 % der Senioren angegeben und bei 2,3 % in der klinischen Untersuchung diagnostiziert. Mundöffnungsbehinderungen wiederum waren bei 1,5 % prävalent und bei 2,9 % war die Mundöffnung eingeschränkt.

Die Unterschiede zu den Erwachsenen waren weder bei den anamnestischen Symptomen noch bei den klinischen Befunden wirklich relevant. Auffällig ist lediglich, dass weibliche Personen in beiden Altersgruppen mehr Schmerzen und Kiefergelenkgeräusche angaben und damit diagnostiziert wurden.

Tab. 3.8: Symptome und Befunde von kraniomandibulären Dysfunktionen bei Erwachsenen und Senioren in Deutschland anhand der Daten der DMS III [162]

	Altersgruppe					
	35–44 Jahre			65–74 Jahre		
	Gesamt	Männlich	Weiblich	Gesamt	Männlich	Weiblich
	Prävalenz					
Anamnestische Symptome						
Schmerzen	4,6 %	2,4 %	6,9 %	4,7 %	3,9 %	5,3 %
Kiefergelenkgeräusche	18,6 %	12,5 %	23,1 %	13,4 %	9,6 %	16,1 %
Mundöffnungsbehinderung	3,4 %	3,3 %	3,6 %	1,5 %	0,6 %	2,1 %
Klinische Befunde						
Schmerzen	1,9 %	0,3 %	3,4 %	2,3 %	1,8 %	2,6 %
Kiefergelenkgeräusche	33,0 %	24,6 %	39,4 %	29,0 %	20,7 %	35,1 %
Eingeschränkte Mundöffnung (<30 mm)	0,7 %	0,4 %	1,1 %	2,9 %	4,2 %	1,9 %

4 Wechselwirkungen

Mundgesundheit ist ein bedeutender Aspekt bei der ganzheitlichen Betrachtung der Gesundheit [268]. Viele Funktionen und Einschränkungen der Mundgesundheit stehen direkt und indirekt mit gesundheitlichen Veränderungen außerhalb der Mundhöhle im Zusammenhang. Beeinträchtigungen der Allgemeingesundheit oder medikamentöse Therapien können wiederum vielfältige direkte und indirekte Auswirkungen im Bereich des Mundes haben. Diese Zusammenhänge können sowohl die physische als auch die wahrgenommene Gesundheit betreffen.

Diese Zusammenhänge und Wechselwirkungen sind insbesondere im höheren Alter relevant. Betrachtet man die Häufigkeit von Zahnverlust sowie von parodontalen Erkrankungen (siehe Kap. 3.1 und 3.2), so nimmt mit zunehmendem Alter auch der potenziell negative Einfluss einer eingeschränkten Mundgesundheit auf Ernährung sowie psychische und allgemeine Gesundheit zu. Da im höheren Alter auch verstärkt Allgemeinerkrankungen wie beispielsweise Diabetes oder Hypertonie auftreten, nehmen auch solche Effekte auf die Mundgesundheit zu. Diese sind häufig auch erst Folge der Medikation.

4.1 Allgemeinerkrankungen

Aufgrund der Vielzahl an Zusammenhängen zwischen Mund- und Allgemeingesundheit können hier nur die am besten untersuchten Aspekte dargestellt werden, die auch im höheren Alter besonders relevant sind. Beim Zusammenhang von Mund- und Allgemeingesundheit spielen insbesondere mögliche Interaktionen und gegenseitige Beeinflussungen von intraoralen Entzündungen und Infektionen, speziell von Parodontitis, und sowohl Diabetes mellitus als auch Herz-Kreislauf-Erkrankungen eine entscheidende Rolle.

4.1.1 Herz-Kreislauf-Erkrankungen

Die koronare Herzkrankheit (KHK) ist ein wesentliches Public-Health-Problem. Allein im Jahr 2010 sind weltweit insgesamt 12,9 Mio. Menschen an KHK oder Schlaganfall gestorben [145]. Damit stellt KHK eine der häufigsten Ursachen für Mortalität dar. Erkrankungen, die Risikofaktoren für KHK darstellen, sind somit aus präventiven Gesichtspunkten ausgesprochen bedeutsam.

Ein potenzieller Risikofaktor für KHK scheinen parodontale Erkrankungen zu sein [247]. Dabei handelt es sich primär um Entzündungen des Zahnfleischs (Gingivitis) und des Zahnhalteapparats (Parodontitis). In einer Metaanalyse aus dem Jahr 2007 mit fünf eingeschlossenen prospektiven Kohortenstudien mit insgesamt 86.092 Patienten zeigte sich, dass bei dem Bestehen einer Parodontitis unabhängig vom Alter das Risiko für das Auftreten einer KHK um ca. 14 % höher ist als ohne Parodontitis [13]. In Fall-Kontroll-Studien und Querschnittstudien stellte sich in den parallel durchgeführten Metaanalysen ein noch stärkerer Zusammenhang zwischen Parodontitis und KHK dar (Risikoerhöhung um ca. 122 % und 59 %). Auch neuere Studien kamen zu vergleichbaren Ergebnissen. In einer Subgruppe von 6.341 Personen aus der Atherosclerosis-Risk-in-Communities(ARIC)-Studie führte eine schwere Parodontitis zu einer um ca. 120 % erhöhten Wahrscheinlichkeit für ein gleichzeitiges Vorliegen einer KHK [249]. Diese substanzielle Risikoerhöhung bestand aber nur, wenn gleichzeitig auch ein Diabetes mellitus vorlag. Bei Personen ohne Diabetes mellitus bestand keine wesentliche Risikoerhöhung durch Parodontitis. Das von Diabetes mellitus und anderen Kofaktoren sowie Störgrößen unabhängige Risiko für KHK beim Vorhandensein von schwerer Parodontitis war in der Untersuchung ebenfalls nicht signifikant. Offensichtlich bestand zwischen Diabetes mellitus und Parodontitis eine Interaktion, d. h. Diabetes mellitus führte zu einer Risikomodifikation von Parodontitis, auch wenn der Test auf Interaktion in der Studie negativ ausfiel.

Das gehäufte gemeinsame Auftreten von Parodontitis und KHK lässt zwar eine Assoziation vermuten, inwieweit diese aber eine kausale Beziehung widerspiegelt, lässt sich rein aus beobachtenden Studien nicht schlussfolgern. Eine Kausalität bedingt auch, dass der Zusammenhang biologisch plausibel ist. Dazu existieren bereits vielfältige Theorien und Untersuchungen. Ein möglicher Wirkmechanismus soll über eine durch die Parodontitis induzierte Erhöhung von systemischen Entzündungsmediatoren wie dem C-reaktiven Protein (CRP) oder Thrombozytenaktivierungsfaktoren (TAF) bestehen. Eine Erhöhung des systemischen CRP-Spiegels bei intraoralen Infektionen wurde bereits 1967 beschrieben [33]. In neueren Untersuchungen war ein erhöhtes Level von CRP assoziiert mit dem Vorhandensein des oralpathogenen Keims *P. gingivalis* und erhöhtem klinischen Attachmentverlust [61]. Bei den 5.552 Teilnehmern der ARIC-Studie wiesen Personen mit ausgeprägter Parodontitis ein um etwa ein Drittel höheres Serumlevel von CRP auf als Personen ohne ausgeprägte Parodontitis [246]. Interessant war an dieser Studie besonders, dass der Zusammenhang zwischen Parodontitis und CRP-Level vom Ernährungszustand abhing. Bei einem Body-Mass-Index (BMI) von 20 verdoppelte eine Parodontitis in etwa das CRP-Level, während dieser Effekt bei höheren BMI-Werten kleiner wurde und bei einem BMI von 35 nicht mehr nachweisbar war. Gerade im höheren Alter treten aber auch zunehmend Fehlernährungen auf, die häufig als hyperkalorische Mangelernährung klassifiziert werden können. Das bedeutet, dass zwar auf der einen Seite zu viele Kalorien in Form von niedermolekularen Kohlenhydraten (z. B. Mono- und Disaccharide) zu sich genommen werden, aber auch gleichzeitig zu wenig Ballaststoffe und essenzielle Nährstoffe aufgenommen werden. Dazu kommt im Alter eine eingeschränkte Mobilität und damit ein reduzierter Kalorienverbrauch. Daher sind erhöhte BMI-Werte ein häufiges Phänomen im Alter.

Bei einer experimentellen Studie mit künstlich induzierter Gingivitis aufgrund einer Unterbrechung der Mundhygiene für 21 Tage konnten bei primär gesunden Probanden eindeutige Zeichen einer systemischen Antwort auf die lokale Infektion durch Erhöhung u. a. des Serumspiegels von CRP nachgewiesen werden [66]. Auch wenn das Durchschnittsalter der Probanden in dieser Studie bei nur 23,4 Jahren lag, sollten diese Mechanismen auch bei älteren Personen in vergleichbarer Form auftreten. Der Zusammenhang von Parodontitis und der systemischen Antwort auf Entzündungsreaktionen [67] scheint nahezulegen, dass über eine resultierende Erhöhung der Entzündungsaktivitäten in Bereichen arteriosklerotischer Veränderungen ein Einfluss auf KHK bestehen könnte. TAF ist ebenfalls ein proinflammatorischer Mediator, dem bei der Entstehung einer KHK im Frühstadium eine wichtige Rolle zukommt, der aber auch mit der Entstehung von Parodontitis assoziiert sein könnte. Das belegt eine Untersuchung, in der der Serumspiegel von TAF untersucht wurde [44]. Personen mit entweder KHK und Parodontitis, nur KHK oder nur Parodontitis hatten eine vergleichbare Konzentration von TAF im Serum, die etwa 5-fach höher war als bei Personen ohne KHK und ohne Parodontitis. In dieser Untersuchung waren die Teilnehmer zwar nur zwischen 22 und 53 Jahre alt, es ist aber nicht plausibel, dass sich die Zusammenhänge im höheren Alter anders darstellen. Fasst man die Erkenntnisse der oben aufgeführten Studien zusammen, dann reicht offensichtlich eine der beiden Erkrankungen aus, um die volle systemische Antwort mittels proinflammatorischer Mediatoren zu induzieren. Dies spricht dafür, dass sich Parodontitis und KHK gegenseitig beeinflussen könnten.

Ein weiterer möglicher Weg des Einflusses von Parodontitis auf die Entstehung einer KHK besteht über den Eintritt oralpathogener Keime in den Blutkreislauf und einer Ansiedlung an arteriosklerotischen Plaques. So bestand in einer Studie bei Patienten im Alter von durchschnittlich 64 Jahren mit akutem Koronarsyndrom ein deutlich höherer Serumspiegel an IgG gegen *A. actinomycetemcomitans* als bei Patienten mit chronischer KHK [230]. In arteriosklerotischen Plaques von durchschnittlich 61-jährigen Patienten wurde zudem häufig bakterielle DNA gefunden, die von Bakterien der Mundhöhle stammte [153]. Bei 50 % der Patienten mit Parodontitis und KHK wurden in koronaren Atheromatoseplaques *P. gingivalis* nachgewiesen. Andere Studien kamen hingegen zu anderen Ergebnissen. Bei durchschnittlich 68-jährigen Patienten mit Karotisstenose oder Aortenaneurysma wurde in arteriosklerotischen Plaques kein *P. gingivalis* nachgewiesen [77]. Dafür wurde in allen Plaques *S. mutans* gefunden, der allerdings kein anaerober, parodontalpathogener Keim ist, sondern bei der Entstehung von Karies eine entscheidende Rolle spielt. Da ein Großteil der Studienteilnehmer zahnlos war und keine Angaben zur Ausprägung einer Parodontitis vorliegen, können diesbezüglich keine Aussagen getroffen werden. Dennoch zeigt auch diese Studie, dass Keime der Mundhöhle bei Veränderungen der Gefäßwände auftreten können. Welche konkrete Rolle ihnen bei der Pathogenese von KHK zukommt, ist aktuell noch nicht geklärt.

Wenn Parodontitis einen kausalen Risikofaktor für KHK darstellen würde, sollte auch eine effektive Parodontitistherapie zu einer Risikoreduktion von KHK führen. Tatsächlich existieren dazu erste Studien, die solch einen Effekt einer Parodontitistherapie nahelegen [267]. Bei erfolgreicher Parodontitistherapie kommt es u. a. zu einer Senkung systemischer Entzündungsparameter. Das legt nahe, dass auch im höheren Alter regelmäßige Kontrollen der parodontalen Gesundheit und bei Bedarf eine Parodontitistherapie ein wichtiger Bestandteil der umfassenden gesundheitlichen Betreuung der Senioren darstellen. Inwieweit damit aber auch ein positiver Effekt auf die Inzidenz der KHK einhergeht, kann aktuell nicht beantwortet werden. Andere Studien untersuchten, inwieweit bei kurzfristiger Antibiotikatherapie zur Reduktion oraler Keime, die auch in arteriosklerotischen Plaques gefunden wurden, eine Veränderung des Risikos für Herzinfarkt oder Schlaganfall auftritt [146, 147]. Eine Risikoreduktion konnte nicht nachgewiesen werden.

Aufgrund der aktuell noch unzureichenden Datenlage zum Zusammenhang zwischen Parodontitis und KHK ist es wenig verwunderlich, dass eine Kausalität im Sinne einer Risikoerhöhung einer KHK durch Parodontitis über das rein gehäufte gemeinsame Auftreten hinaus von einigen Autoren und Fachgesellschaften seit Jahren außerordentlich kritisch gesehen wird [55, 143, 182]. Die American Heart Association (AHA) hatte erst im Jahr 2012 festgestellt, dass sie keine überzeugende Evidenz für eine kausale Beziehung zwischen Parodontitis und KHK sieht [143]. Dies kann kritisch diskutiert werden [182]. Denn auch wenn nach Ansicht der AHA keine ausreichenden Belege *für* eine Kausalität bestehen, so liefern die Assoziationsstudien auch keinen eindeutigen Hinweis *gegen* eine Kausalität.

Resümee und Konsequenz für die Praxis

Der aktuelle Wissenstand zeigt, dass Parodontitis und KHK assoziiert sind. Dies belegen insbesondere Querschnittsstudien, in denen Parodontitis und KHK auffallend häufig zusammen auftreten. Darüber hinaus bestehen Gemeinsamkeiten im Auftreten von Entzündungsmarkern und in der genetischen Prädisposition. Inwieweit dabei eine Kausalität besteht, also Parodontitis das Risiko einer KHK erhöht oder vice versa, oder beide durch weitere Faktoren gemeinsam beeinflusst werden, ist bisher nicht eindeutig geklärt. Konservativ betrachtet bedeutet dies, dass nach aktuellem Wissensstand Parodontitis einen Indikator für ein erhöhtes Risiko für eine KHK darstellt. Daher kommt der Zahnmedizin eine große Bedeutung bei der Identifizierung von Patienten mit erhöhtem Risiko für KHK zu. Auch der potenziell vorhandene negative Effekt einer Parodontitis auf die KHK indiziert rein aus Präventionsaspekten eine effektive Therapie der Parodontitis, was besonders im höheren Alter von großer Relevanz ist.

4.1.2 Diabetes

Diabetes mellitus stellt im höheren Alter eine Erkrankung von hoher Prävalenz dar. Im Alter ab 75 Jahren liegt diese in Deutschland bei etwa 20 % [226]. Daher ist gerade im höheren Alter ein Zusammenhang mit Beeinträchtigungen der Mundgesundheit relevant.

Der Zusammenhang von Parodontitis und Diabetes mellitus scheint sich als bidirektionale Beeinflussung darzustellen [157]. So besteht weitreichende Evidenz, dass

Diabetes mellitus über verschiedene Mechanismen zu einem erhöhten Risiko für das Auftreten und die Schwere einer Parodontitis führen kann [158, 264]. Gleichzeitig stellt die einer Parodontitis innewohnende Entzündung über ihre systemischen Auswirkungen einen Einflussfaktor auf die metabolische Kontrolle eines Diabetes mellitus dar.

Betrachtet man speziell den möglichen Einfluss von Diabetes mellitus auf Parodontitis, so zeigte sich u. a. in einer prospektiven Studie mit einer bevölkerungsbasierten Stichprobe in Indien, dass es bei Personen mit bestehendem Typ-2-Diabetes (nicht primär insulinabhängiger Diabetes mellitus) über einen Zeitraum von 2 Jahren gegenüber Personen ohne Typ-2-Diabetes zu einem stärkeren Verlust des Alveolarknochens kommt [263]. Dieser Effekt wurde unter statistischer Kontrolle für das Alter der Studienteilnehmer bestimmt. Auch wenn in dieser Studie das Alter der Studienteilnehmer nur bis 57 Jahre reichte, erscheint es sehr plausibel, dass der gefundene Zusammenhang auch im höheren Alter besteht.

Die Ergebnisse wurden auch in der Study of Health in Pomerania (SHIP) bestätigt [53]. Über einen Zeitraum von 5 Jahren wurde untersucht, welchen Einfluss ein bestehender Typ-1- oder Typ-2-Diabetes bei Erstuntersuchung auf die Parameter Sondierungstiefe, klinischer Attachmentverlust und Zahnverlust hat. Die wesentliche Aussage der Untersuchung war, dass es weniger auf das Vorhandensein eines Diabetes mellitus oder auf den Typ ankommt, dass aber die Kontrolle des Diabetes einen wesentlichen Faktor für die untersuchten Parameter darstellt. Personen mit einem unkontrollierten Typ-1- oder Typ-2-Diabetes hatten höhere Werte für klinischen Attachementverlust und Zahnverlust. Des Weiteren führte ein unkontrollierter Typ-2-Diabetes zu erhöhten Sondierungstiefen gegenüber Personen ohne oder mit kontrolliertem Diabetes mellitus.

Die Mechanismen der Wirkung von Diabetes mellitus auf Parodontitis sind bereits gut untersucht. Bei Diabetes mellitus kann es zu einer reduzierten Immunabwehr und überschießenden Entzündungsreaktion kommen, denen gestörte Funktionen der polymorphkernigen Granulozyten und Makrophagen zugrunde liegen [128]. Das geht einher mit einem verstärkten Vorliegen von proinflammatorischen und einer Reduktion von antiinflammatorischen Zytokinen. Des Weiteren ist bei Personen mit Diabetes mellitus der Bindegewebs- und der Knochenmetabolismus gestört [225]. Zudem liegt eine reduzierte Funktion der Osteoblasten vor, was zu einer Verzögerung der Knochenneubildung und damit zu einem reduzierten Regenerations- und Widerstandspotenzial des Knochens führt. Damit geht auch eine verzögerte Wundheilung des Weichgewebes einher. Hierbei spielt insbesondere die ausgeprägte Hyperglykämie eine entscheidende Rolle [208].

Umgekehrt scheint eine Parodontitis auch negative Effekte auf Diabetes mellitus und dessen Folgen aufzuweisen. In einer prospektiven Studie in Indien mit anfangs 628 Studienteilnehmern und einem mittleren Nachbeobachtungszeitraum von 11 Jahren war eine schwere Parodontitis ein starker Risikofaktor für Tod durch KHK oder durch diabetische Neuropathie (mit einer Risikoerhöhung um ca. 220 %) [231]. Gleichzeitig scheint eine suffiziente Parodontitistherapie einen positiven Effekt auf die

Kontrolle des Blutzuckerspiegels, charakterisiert über das HbA$_{1c}$-Level, aufzuweisen [51]. Auch wenn damit nicht nachgewiesen ist, dass eine Therapie der Parodontitis zu einer Reduktion der möglichen negativen Folgen eines Diabetes mellitus führt, so legen die aufgeführten Untersuchungen zumindest die theoretische Möglichkeit nahe.

Resümee und Konsequenz für die Praxis

Parodontitis und Diabetes mellitus beeinflussen sich gegenseitig. Besonders der Einfluss von Diabetes mellitus auf Parodontitis ist gut untersucht. Speziell der unkontrollierte, bzw. schlecht eingestellte Diabetes mellitus erhöht durch eine reduzierte Immunabwehr, überschießende Entzündungsreaktion und Störung des Bindegewebs- und Knochenmetabolismus das Risiko für Entzündungen des Zahnfleischs, Verlust des Zahnhalteapparats und letztlich für Verlust der Zähne. Bei schwerer Parodontitis sollte daher auch immer auf das Vorliegen eines unkontrollierten Diabetes mellitus getestet werden. Auf der anderen Seite scheint Diabetes mellitus auch durch Interventionen im Mundbereich wie einer Parodontitistherapie zumindest zum Teil positiv beeinflussbar zu sein.

4.1.3 Demenz

Bei psychischen Erkrankungen kann es sich um degenerative (z. B. Demenz) oder nichtdegenerative (z. B. Depression) Veränderungen des Nervensystems und deren psychische und kognitive Folgen handeln. Am Beispiel von Demenz sollen die Zusammenhänge mit Mundgesundheit kurz dargestellt werden. Demenz ist eine Erkrankung, die gehäuft in höherem Alter auftritt. Während bei 65- bis 74-Jährigen etwa 2–3 % eine Demenz aufweisen, steigt die Prävalenz bei über 80-jährigen Personen auf 9–20 %, bei 90-Jährigen und älteren Personen sogar auf etwa 50 % [76, 155, 206]. Personen mit Demenz sind mannigfach in Pflegeheimen anzutreffen – etwa die Hälfte deren Bewohner weist eine Demenz auf [183].

In einer Übersichtsarbeit aus dem Jahr 2011 konnte sehr überzeugend in Metaanalysen gezeigt werden, dass Personen mit schweren psychischen Erkrankungen wie Demenz eine wesentlich schlechtere Mundgesundheit aufweisen als Personen ohne oder mit nur leicht ausgeprägten psychischen Erkrankungen [130]. Konkret lag bei den Erkrankten gegenüber der Allgemeinbevölkerung ein 3,4-fach höheres Risiko vor, alle Zähne verloren zu haben, was aus insgesamt neun eingeschlossenen Studien geschlussfolgert werden konnte. Auch die Kariesprävalenz war erhöht: Personen mit psychischen Erkrankungen hatten gegenüber der Kontrollgruppe im Durchschnitt sechs Zähne mehr, die entweder aktuell kariös, gefüllt, überkront oder als Folge von Karies extrahiert waren. In einer Studie mit Patienten, die wegen des Verdachts auf Demenz in die Spezialambulanzen zweier Universitätskliniken in Dänemark überwiesen wurden, hatten Patienten mit einer diagnostizierten Demenz mit durchschnittlich 16 Zähnen etwas weniger Zähne als Patienten ohne Demenz (18 Zähne) [72]. Noch auffälliger war, dass die Anzahl kariöser Zahnflächen bei Patienten mit Demenz etwa dreimal so hoch war wie bei Patienten ohne Demenz. Demgegenüber konnte in anderen Studien kein Zusammenhang zwischen der Ausprägung der Demenz und der Häufigkeit von kompletter Zahnlosigkeit oder der Kariesprävalenz ermittelt werden [3].

Inwieweit eine schlechte Mundgesundheit ein Risikofaktor für Demenz ist, ob es eine Kausalität in der umgekehrten Richtung gibt oder ob Mundgesundheit und Demenz beide von einem dritten Faktor abhängen, kann aktuell nicht abschließend beantwortet werden. Zweifelsfrei geht eine Demenz mit einer reduzierten Aufmerksamkeit der betroffenen Personen für Mundhygiene und Mundgesundheit einher [287]. Gleichzeitig gibt es aber auch gute Gründe für eine kausale Beziehung zwischen eingeschränkter Mundgesundheit und Demenz. Der Link scheint über die Ernährung zu bestehen [278]. Der Ernährung kommt eine wesentliche Rolle bei der Entstehung, Progression und Prävention von kognitiven Beeinträchtigungen bei Demenz zu. Mundgesundheit und insbesondere die Zähne sind wiederum für eine gute Kaufunktion ausschlaggebend [29, 205, 209]. In einer japanischen Untersuchung mit ausschließlich Frauen hing eine kognitive Beeinträchtigung gleichzeitig mit einer niedrigeren Zahnzahl und einer schlechteren Kaufunktion zusammen [167].

Resümee und Konsequenz für die Praxis

Personen mit schwerer Demenz weisen eine schlechtere Mundgesundheit als Personen ohne Demenz oder mit nur einer leichten Form auf. Gleichzeitig scheint durch eine schlechte Mundgesundheit die Ernährung negativ beeinflusst zu werden, was sich als Risikofaktor für Demenz darstellen kann. Daher sollte generell rein präventiv auf die Mundhygiene und Aufrechterhaltung der Mundgesundheit geachtet werden, insbesondere bei Personen mit Demenz.

4.2 Ernährung

Auch wenn nicht gesichert ist, dass eine eingeschränkte Kaufähigkeit unmittelbar mit Veränderungen in der Ernährung einhergeht [171, 261], so bestehen doch bei Senioren gute Nachweise für den Zusammenhang zwischen Zahnstatus und physischer Fitness [288]. In einer Studie wurde die Anzahl der Stützzonen mittels Eichner-Index [68] ermittelt. Stützzonen sind dabei definiert als interokklusale Kontakte der Prämolaren (Vormahlzähne) sowie Molaren (Mahlzähne) des Ober- und Unterkiefers bei Kieferschluss. Diese Zähne haben ihre Hauptfunktionen in der Zerkleinerung der Nahrung (Mastikation) und der Abstützung des Kiefergelenks. Vier Stützzonen liegen vor, wenn mindestens ein Prämolar und ein Molar je Seite bei Kieferschluss Kontakte zu den Prämolaren bzw. Molaren des Gegenkiefers haben. Wenn bei einer verkürzten Zahnreihe die Molaren fehlen, liegen nur noch zwei Stützzonen vor. Bei Zahnlosigkeit besteht folglich keine Stützzone mehr.

Das gleichzeitige Vorhandensein aller vier Stützzonen hatte gegenüber keiner bestehenden Stützzone einen positiven Effekt auf die Streckkraft der Beine, auf die Schrittrate und auf die Zeit, die eine Person mit offenen Augen auf einem Bein stehen konnte. Da bei Personen mit weniger als vier Stützzonen im Vergleich zu Personen mit allen vier Stützzonen nur noch 81 % der Kaueffektivität besteht, und es bei Personen ohne Stützzonen sogar nur noch 50 % sind [104], liegt der Verdacht nahe, dass der Zusammenhang zwischen dem Zahnstatus und der physischen Fitness [288] zumindest zum Teil über die Kaufähigkeit vermittelt wird. Ob der Einfluss fehlender Zähne auf die Gesamtsterblichkeit [212] auch mit Kaufähigkeit und Ernährung zusammenhängt, muss aktuell offen bleiben.

Eine andere Studie bei vollbezahnten älteren Erwachsenen konnte zeigen, dass zwar kein Zusammenhang zwischen der Mundgesundheit und der Nahrungsmittelpräferenz bestand, dass aber die Kaufähigkeit mit der tatsächlichen Ernährung zusammenhing [75]. Einen noch größeren Effekt auf die Wahl und Menge der konsumierten Nahrungsmittel hatte die Speichelflussrate und damit die Befeuchtung der Mundschleimhaut. Auch bei Demenzpatienten im durchschnittlichen Alter von 73,4 Jahren hatte Mundtrockenheit als Selbstangabe einen Effekt auf den Ernährungszustand [103], gemessen mit dem Mini Nutritional Assessment (MNA) [92]. Der Einfluss der Speichelflussrate auf die Kaufähigkeit scheint besonders ausgeprägt zu sein bei Personen ohne Abstützung im Seitenzahngebiet [104]. Bedenkt man, dass die Speichelflussrate im Alter häufig deutlich erniedrigt ist [138], wird klar, wie ausgeprägt dieser Effekt bei Senioren ist. Dazu passend ist, dass komplett zahnlose Personen eine deutlich schlechtere Ernährung aufwiesen als Personen mit 25 oder mehr Zähnen [123]: Bei der Untersuchung und Befragung von insgesamt 49.501 männlichen Heilberuflern war Zahnlosigkeit mit einem geringeren Konsum von Gemüse und Ballaststoffen, aber gleichzeitig der Aufnahme von mehr Cholesterin, mehr gesättigten Fettsäuren und mehr Kalorien verbunden. Zahnlosigkeit tritt wiederum vermehrt im höheren Alter auf.

Das stärkste Argument für den Einfluss des Zahnstatus auf die Ernährung kommt aus dem National Diet and Nutrition Survey aus Großbritannien [80] mit Personen im Alter von 65 Jahren und älter. In dieser Untersuchung konnte nicht nur nachgewiesen werden, dass die Anzahl der Zähne und das Vorhandensein von Abstützungen im Seitenzahngebiet mit der Wahl und der Menge der konsumierten Nahrungsmittel und dem Ernährungsstatus zusammenhing, es konnte auch der Einfluss auf Blutwerte wie Vitamin C (Ascorbat) und Vitamin A (Retinol) gezeigt werden [237, 238]. Da es sich aber um ein Querschnittsdesign gehandelt hat, bleibt eine gewisse Unsicherheit hinsichtlich einer Kausalität.

Resümee und Konsequenz für die Praxis

Eine eingeschränkte Mundgesundheit kann einen negativen Effekt auf den Ernährungszustand haben. Wesentliche Faktoren sind der Verlust von Backenzähnen und ein Mangel an Speichel, die zu einer reduzierten Kaufähigkeit führen. Der daraus resultierende eingeschränkte Ernährungszustand kann wiederum die physische Leistungsfähigkeit und die psychische Gesundheit negativ beeinflussen. Gleichzeitig führt aber die Wiederherstellung der Mundgesundheit durch den Ersatz fehlender Zähne in den meisten Fällen nicht automatisch zu einer Umstellung der Ernährung. Damit

> gewinnt die Aufrechterhaltung der Mundgesundheit und der Erhalt der eigenen Zähne für den Ernährungszustand und die Allgemeingesundheit eine hohe Bedeutung. Bei Ersatz fehlender Zähne sollte eine Ernährungsberatung und -lenkung im Therapiekonzept eingeschlossen sein.

Eventuell ist es aber auch zu kurz gedacht, wenn ein einfacher unidirektionaler Zusammenhang zwischen Mundgesundheit und Ernährung erwartet wird. Es ist wahrscheinlich, dass es vielfältige Effekte zwischen Parametern der Mundgesundheit, der Kaufunktion, der Ernährung und psychischen Erkrankungen wie Demenz gibt. Eine reduzierte Mundgesundheit, charakterisiert durch fehlende Zähne oder trockene Schleimhäute, kann zu einer verringerten Kaufunktion und damit zu einer ungesünderen Ernährung führen. Diese könnte wiederum negativ auf die Progression von Demenz wirken. Die damit einhergehenden kognitiven Defizite lassen eine unzureichende Mundhygiene erwarten. Diese kann in der Folge zu einer weiteren Reduktion der Mundgesundheit führen. Auch wenn die geschilderten Zusammenhänge simplifiziert und bisher nicht zweifelsfrei belegt sind, so entspricht das Modell der plausibelsten Annahme. Im Sinne eines präventionsorientierten Ansatzes kann die Zahnmedizin am ehesten am Faktor Mundhygiene ansetzen. Diese ist insbesondere bei Senioren in Pflegeeinrichtungen häufig unzureichend [169]. Berücksichtigt man noch die hohe Prävalenz von Demenz in diesen Einrichtungen [183], erhöht sich die Bedeutung von Maßnahmen zur Verbesserung der Mundhygiene. Von den vielen untersuchten Ansätzen scheinen gerade bei Demenzpatienten Schulungen des Pflegepersonals am vielversprechendsten [292].

Die dargestellten Studien machen deutlich, dass vielfältige Zusammenhänge zwischen der Allgemeingesundheit und der Mundgesundheit bestehen. Es muss aber angenommen werden, dass eine unzureichende Berücksichtigung der Mundgesundheit in medizinischen Studien dazu geführt haben könnte, dass vielfältige Zusammenhänge von allgemeinmedizinischen Erkrankungen als auch deren Therapien und der Mundgesundheit bisher übersehen wurden.

4.3 Lebensqualität

Die physische und die psychosoziale (wahrgenommene) Mundgesundheit sind nicht nur zwei komplementäre Betrachtungsweisen eines Gesundheitszustands, sondern sie stehen auch in einer engen wechselseitigen Beziehung [45]. Darüber hinaus können Beeinträchtigungen der Mundgesundheit auch mit Einschränkungen der wahrgenommenen Allgemeingesundheit assoziiert sein. Im Folgenden sollen einzelne wesentliche Zusammenhänge von häufigen Beeinträchtigungen der physischen Mundgesundheit mit verschiedenen Bereichen der Lebensqualität genauer betrachtet werden.

Konzeptionell ist Mundgesundheit ein Bestandteil der Allgemeingesundheit. Demzufolge sollte die wahrgenommene Mundgesundheit auch Teil der wahrgenommenen Allgemeingesundheit sein [110]. Das kann bestimmt werden, indem die Korrelation von Werten der Messinstrumente zur Bestimmung der mundgesundheitsbezogenen Lebensqualität und der allgemeinen gesundheitsbezogenen Lebensqualität berechnet wird. In einer Untersuchung bei 12.392 Patienten in insgesamt 1.113 Zahnarztpraxen in Deutschland wurde mittels der Kurzversion des OHIP mit 14 Fragen (OHIP-14) [113, 244] die mundgesundheitsbezogene Lebensqualität und mittels der Kurzversion des Medical-Outcome-Study(MOS)-Short-Form-Gesundheitsfragebogens mit zwölf Fragen (SF-12) [39, 40, 85, 275] die allgemeine gesundheitsbezogene Lebensqualität bestimmt und eine Korrelation des OHIP-14-Summenwerts mit dem SF-12-Wert für die physische Komponente von r = 0,31 und für die mentale Komponente der gesundheitsbezogenen Lebensqualität von r = 0,32 ermittelt [295]. Das entspricht in guter Näherung einer erklärten Varianz beider Komponenten des SF-12 durch den Summenwert des OHIP-14 von etwa 10 %. Demzufolge würde die mundgesundheitsbezogene Lebensqualität einen Anteil von etwa 10 % an der allgemeinen gesundheitsbezogenen Lebensqualität ausmachen. Eine neuere Studie führte die Untersuchung mit einer besseren methodischen Qualität durch und kam auf leicht niedrigere Werte [222]. So wurden nicht nur zahnmedizinische Patienten in die Studie eingeschlossen, sondern auch eine bevölkerungsrepräsentative Stichprobe von 811 randomisiert ausgewählten Personen in Deutschland. Des Weiteren wurden die Langversionen des OHIP mit 49 Fragen und der SF-36 eingesetzt, um beide Konstrukte komplett erfassen zu können. In den statistischen Analysen wurden keine einfachen Korrelationen von Summenwerten berechnet, sondern alle einzelnen Fragen als beobachtete Variablen in Strukturgleichungsmodellen [28, 132] dargestellt und über konfirmatorische Faktorenanalysen [135] die Korrelation der latenten Faktoren mundgesundheitsbezogene Lebensqualität und allgemeine gesundheitsbezogene Lebensqualität berechnet. Dadurch konnte ein Messfehler durch die Bildung von Summenwerten ausgeschlossen werden und die Korrelation mit höherer Präzision bestimmt werden. In der Allgemeinbevölkerung wurde eine erklärte Varianz von 7,8 % ermittelt, während dieser Wert bei zahnmedizinischen Patienten bei 5,6 % lag. Diese Studien lassen den Schluss zu, dass mundgesundheitsbezogene Lebensqualität einen wesentlichen Anteil der allgemeinen gesundheitsbezogenen Lebensqualität ausmacht, dass das Konstrukt mundgesundheitsbezogene Lebensqualität aber auch Aspekte erfasst, die nicht in der allgemeinen gesundheitsbezogenen Lebensqualität abgebildet werden. Daher ist wenig verwunderlich, dass der SF-36 als Instrument zur Bestimmung der allgemeinen gesundheitsbezogenen Lebensqualität nicht ausreichend sensitiv zur Erfassung von Therapieeffekten von zahnmedizinischen Behandlungen ist [9, 37, 280].

4.3.1 Orofaziale Schmerzen

Insbesondere Schmerzen als Indikator einer Gewebeschädigung hängen stark mit einer Beeinträchtigung der mundgesundheitsbezogenen Lebensqualität zusammen.

Dabei kann eine Dosis-Wirkungs-Beziehung festgestellt werden. Je stärkere Schmerzen angegeben werden, umso stärker ist die mundgesundheitsbezogene Lebensqualität eingeschränkt [294]. Ursachen von Schmerzen im Mund- und Gesichtsbereich sind vielfältig. Am häufigsten sind dentogene Schmerzen anzutreffen, entweder durch Entzündung des Zahnnervens (Pulpitis) oder des Zahnhalteapparats (Parodontitis). Zwar nimmt im Alter die Anzahl der Zähne ab, dafür steigt aber die Prävalenz von Karies als Ursache einer Pulpitis und von Parodontitis, häufig bedingt durch alterstechnisch eingeschränkte Mundhygiene. Mit dem zunehmenden Verlust der eigenen Zähne geht auch die Notwendigkeit eines Wechsels von festsitzendem zu abnehmbarem Zahnersatz einher. Dieser kann zumeist nur zum Teil auf den eigenen Zähnen oder Implantaten abgestützt werden, sodass ein großer Teil der Kaukraft auf die Schleimhaut übertragen wird. Bei zahnlosen Patienten mit Totalprothesen ist es die gesamte Kaukraft. Das kann dann zu vermehrten Druckstellen und Läsionen der Mundschleimhaut verbunden mit Schmerzen führen. Verstärkt wird dieser Effekt noch durch die im Alter oft vorliegende Mundtrockenheit. Schmerzen können aber auch im Bereich der Kiefergelenke und Kaumuskulatur auftreten. Sie stellen dann Symptome einer kraniomandibulären Dysfunktion (CMD) dar. Schätzungen gehen davon aus, dass etwa 10 % der Allgemeinbevölkerung solche Schmerzen wahrnehmen. Während im jüngeren Alter vermehrt Schmerzen der Kaumuskulatur auftreten, verschiebt sich dies im höheren Alter zu Kiefergelenkschmerzen (Arthralgie). Diese sind häufig vergesellschaftet mit degenerativen Erkrankungen der Kiefergelenke (Arthrose). Daher stellen orofaziale Schmerzen auch besonders im höheren Alter eine relevante Beeinträchtigung der Mundgesundheit dar.

Am besten untersucht ist die Beziehung von Schmerzen und mundgesundheitsbezogener Lebensqualität bei Patienten mit CMD [117, 234]. Während CMD generell zu einer beeinträchtigten mundgesundheitsbezogenen Lebensqualität führen [50], lagen bei Patienten mit schmerzbezogenen CMD-Diagnosen die stärksten Beeinträchtigungen vor [223]. Gleichzeitig konnte gezeigt werden, dass bei mehreren, gleichzeitig vorliegenden Schmerzdiagnosen eine geringere mundgesundheitsbezogene Lebensqualität besteht als wenn nur eine Schmerzdiagnose gestellt wurde. Dass Schmerzen stark mit der mundgesundheitsbezogenen Lebensqualität zusammenhängen, ist nicht verwunderlich, weil Schmerz eine zentrale Komponente der mundgesundheitsbezogenen Lebensqualität ausmacht [111, 116]. Darüber hinaus können CMD-Schmerzen auch mit anderen Aspekten der mundgesundheitsbezogenen Lebensqualität zusammenhängen, wie beispielsweise mit einer eingeschränkten Kaufähigkeit [137]. Schmerzen aufgrund operativer Eingriffe im Mund, wie einer intraoralen Knochenentnahme verbunden mit einer Implantation, gehen ebenfalls mit einer eingeschränkten mundgesundheitsbezogenen Lebensqualität einher [220].

Schmerzen im Mund- oder Gesichtsbereich können nicht nur zu einer eingeschränkten mundgesundheitsbezogenen Lebensqualität führen, sondern darüber hinaus auch die wahrgenommene Allgemeingesundheit betreffen. So bestand bei einer bevölkerungsrepräsentativen Stichprobe von 50-jährigen Personen in Schweden ein starker Zusammenhang zwischen der Angabe von CMD-Schmerzen und der wahrgenommenen Allgemeingesundheit [109]. Je schlechter die Gesundheitswahrnehmung der Personen ausfiel, umso häufiger lagen auch CMD-Schmerzen vor. Dieser Zusammenhang konnte auch in klinischen Untersuchungen in einem breiteren Altersbereich bei Personen von 35–70 Jahren gezeigt werden [289]. Auch wenn diese Untersuchungen aufgrund des Querschnittsdesigns keine gesicherten Aussagen zu Ursache-Wirkungs-Beziehungen erlauben, erscheint es plausibel, dass die Schmerzen einen relevanten Faktor für die als eingeschränkt wahrgenommene Allgemeingesundheit darstellen. Die Auswirkung von insbesondere chronischen Schmerzen auf die Lebensqualität ist hinreichend bekannt [35].

Resümee und Konsequenz für die Praxis

Schmerzen im Mundbereich sind nicht nur einer der wichtigsten Ursachen für eine Einschränkung der mundgesundheitsbezogenen Lebensqualität, sie beeinflussen auch die wahrgenommene Allgemeingesundheit negativ. Dabei besteht eine Dosis-Wirkungs-Beziehung. Je mehr Schmerzen bestehen, umso stärker sind die negativen Einflüsse.

4.3.2 Zähne

Die Bedeutung der Zähne im Rahmen der vielfältigen Funktionen des orofazialen Systems und für die wahrgenommene Mund- und Allgemeingesundheit ist eine philosophisch interessante Fragestellung. Es ist unbestritten, dass ein Mensch ohne Zähne überleben und dabei auch noch eine hohe Zufriedenheit verspüren kann. Schließlich kommt in der Regel kein Mensch schon mit Zähnen auf die Welt, sondern die Anzahl der Zähne nimmt in den ersten Lebensjahren kontinuierlich zu. Während im Milchgebiss offensichtlich 20 Zähne von der Natur als ausreichend erachtet werden, so können in der zweiten (permanenten) Dentition bis zu 32 Zähne vorliegen [1]. Betrachtet man aber speziell die *bleibende* Dentition, die bis auf den Weisheitszahn zumeist bis Ende des 14. Lebensjahres komplett vorliegt, so zeigt sich, dass diese Zähne gar nicht so *permanent* sind, wie ihr Name „Dentes permanentes" suggeriert. Im Gegenteil, mit zunehmendem Alter nimmt bei vielen Menschen die Anzahl der Zähne wieder ab. Ob diese Abnahme nun mit Beeinträchtigungen der Lebensqualität einhergeht, kann durch vielfältige Untersuchungen beantwortet werden. Von Bedeutung bei dieser Betrachtung ist die Frage nach der konkreten Funktion der Zähne. Diese kann grob unter den folgenden Punkten zusammengefasst werden [19]:
- Mastikation,
- Phonation,
- Aussehen und Ästhetik,
- psychosoziales Wohlbefinden und
- Schutz des Kiefergelenks.

Für das Aussehen und die wahrgenommene Ästhetik kommen der Form und Farbe der Zähne sowie deren Stellung eine besondere Bedeutung zu [46, 173, 202, 285]. Dabei sind insbesondere die Frontzähne relevant. Die spezifischen Charakteristika der Zahnstellung wie Engstände, Lücken, vergrößerter vertikaler und sagittaler Überbiss (Overbite und Overjet) und ihr Zusammenhang mit dem Aussehen und der Ästhetik wurden häufig bei Jugendlichen in Entwicklungs- und Schwellenländern untersucht [24, 154]. Daten aus westlichen Industrienationen sind begrenzt, weil gegenüber Entwicklungs- und Schwellenländern Zahnfehlstellungen häufig und frühzeitig korrigiert werden, sodass in den relevanten Populationen deutlich weniger Abweichungen auftreten. So sind Fehlstellungen der Frontzähne einer der wichtigsten Gründe, warum Patienten frühzeitig eine kieferorthopädische Behandlung in Anspruch nehmen [129]. Inwieweit die Stellung der Frontzähne auch im höheren Alter die wahrgenommene Ästhetik beeinflusst, ist bisher kaum untersucht. Eigene Erfahrungen mit Patienten zeigen aber, dass diese in den meisten Fällen erwarten, dass bei Anfertigung von Zahnersatz etwaige Fehlstellungen der Frontzähne korrigiert werden. Häufig werden aber auch alte Fotos mitgebracht, um als Vorlage für die neuen Zähne zu dienen. Dabei kann übereinstimmend beobachtet werden, dass die Zähne auf den Fotos deutlich besser aussahen, als in der aktuellen Situation. Fasst man diese Beobachtungen zusammen, so stellt die Farbe, Form und Stellung der Frontzähne auch für ältere Menschen einen wichtigen Aspekt der orofazialen Ästhetik dar. Auch wenn eine Beeinträchtigung teils nur unterschwellig sein mag und unmittelbar keinen Therapiebedarf induziert, so wird die Möglichkeit der Korrektur im Rahmen einer Neuversorgung mit Zahnersatz in der überwiegenden Zahl der Fälle ausdrücklich gewünscht. Die Ästhetik des Zahnersatzes stellt dabei eines der wichtigsten Erfolgskriterien aus Sicht der Patienten dar.

Fehlende Zähne können über das reine Aussehen hinaus weitreichende Wirkungen auf die mundgesundheitsbezogene Lebensqualität aufweisen [88, 203, 272]. Dabei ist zwischen der absoluten Anzahl fehlender Zähne und der Lokalisation zu unterscheiden.

Wird nur die Anzahl der fehlenden Zähne betrachtet, so liegen große epidemiologische Studien zum Zusammenhang mit Lebensqualität vor. Eine der größten epidemiologischen Studien in Deutschland, die SHIP, untersuchte den Zusammenhang zwischen Zahnzahl und allgemeiner gesundheitsbezogener Lebensqualität mit einem international häufig angewendeten Instrument, dem SF-12 [39, 40, 85, 275]. Die Studie konnte bei 1.406 Teilnehmern zeigen, dass es bei weniger als zehn Zähnen im Oberkiefer und keinem Ersatz der fehlenden Zähne zu einer signifikanten Beeinträchtigung der physischen Komponente der allgemeinen gesundheitsbezogenen Lebensqualität kommt [149]. Diese Beeinträchtigung lag in etwa auf dem gleichen Niveau, wie sie auch durch Tumoren oder Nierenerkrankungen hervorgerufen wird. Berücksichtigt man, dass bei Senioren im Alter von 65–74 Jahren in Deutschland im Durchschnitt 11 Zähne fehlen und dieser Wert bei Personen im Alter von 75–100 Jahren bei fast 18 liegt, so ist bei einen hohen Anteil der Senioren mit einer erheblichen Beeinträchtigung durch die fehlenden Zähne zu rechnen, wenn diese nicht oder nur unzureichend ersetzt sind.

Der Einfluss der Zahnzahl auf die mundgesundheitsbezogene Lebensqualität ist zusätzlich noch von sozialen und kulturellen Faktoren abhängig. Das konnte im Vergleich zweier sehr großer epidemiologischer Studien in Großbritannien mit 3.662 Teilnehmern und in Australien mit 3.406 Teilnehmern gezeigt werden [254]. In beiden Populationen nahm mit der Anzahl fehlender Zähne die mundgesundheitsbezogene Lebensqualität signifikant ab. Dabei ergaben sich in Bezug auf die Zahnzahl unterschiedliche Akzeptanz-Schwellenwerte. Wenn Alterseffekte herausgerechnet wurden, lag der stärkste negative Effekt auf die mundgesundheitsbezogene Lebensqualität in Großbritannien vor, wenn weniger als 17 Zähne vorhanden waren, während dies in Australien schon bei weniger als 21 Zähnen zu beobachten war. Inwieweit spezifische Faktoren wie soziale Akzeptanz von Zahnlücken, Inanspruchnahme zahnmedizinscher Rehabilitationen und deren Spektrum und Verfügbarkeit, aber auch Fragen der Ernährung wie beispielsweise Konsistenz und Zusammensetzung der Nahrung diese Unterschiede erklären können, bleibt aktuell noch offen. Interessant war aber der Einfluss des Alters auf die mundgesundheitsbezogene Lebensqualität. Wenn alle weiteren Faktoren wie Prothesenstatus und Zahnzahl herausgerechnet wurden, dann lag die niedrigste Beeinträchtigung der mundgesundheitsbezogenen Lebensqualität bei den Personen ab dem 70. Lebensjahr vor. Die jüngeren Personen hatten eine stärker eingeschränkte Lebensqualität. Das impliziert, dass mit zunehmendem Alter anscheinend eine gewisse Akzeptanz für Einschränkungen der Mundgesundheit einhergeht, die Bedeutung dieser Einschränkung für die Senioren also nachlässt. Das kann beispielsweise daran liegen, dass sich die internen Standards und Referenzen zur Beurteilung der Mundgesundheit ändern, was bedeutet, dass solche Einschränkungen als altersbedingte Veränderungen hingenommen werden oder dass andere körperliche Beeinträchtigungen so stark in den Vordergrund rücken, dass aus Sicht der Betroffenen die Bedeutung der Mundgesundheit verringert wird.

Neben der Anzahl der Zähne ist aber besonders die Lage der fehlenden Zähne relevant. Fehlende Zähne im Seitenzahngebiet haben für die Betroffenen häufig eine geringere Bedeutung als fehlende Frontzähne, was wiederum auf die damit verbundene starke Beeinträchtigung des Aussehens zurückzuführen ist [71]. Die Funktion der Seitenzähne (Prämolaren und Molaren) ist neben der Abstützung des Kiefergelenks vorrangig die Zerkleinerung der Speisen (Mastikation). Daher verwundert es nicht, dass dieser Zusammenhang sehr ausgiebig untersucht wurde [29, 205, 209]. Ein Augenmerk lag dabei auch auf spezifischen Konstellationen wie der verkürzten Zahnreihe. Diese liegt vor, wenn im Seitenzahngebiet nur noch eine Bezahnung bis einschließlich der zweiten Prämolaren besteht [127]. Wenn mindestens zehn okkludierende Zahnpaare vorliegen, entsteht bei einer verkürzten Zahnreihe in der Regel kein negativer Einfluss auf die Kaufähigkeit [282]. Obwohl diese Ergebnisse in vielen Studien belegt wurden, findet das Konzept der verkürzten Zahnreihe in der zahnmedizinischen Praxis häufig keine Anwendung [124]. Dabei ist es gerade für ältere Personen mit eingeschränkter Belastbarkeit interessant. So lässt sich bei Belassen dieser Situation eine oft anstrengende zahnmedizinische Therapie vermeiden. Außerdem muss sich nicht an einen neuen Zahnersatz adaptiert werden.

Der Zusammenhang zwischen Anzahl und Stellung der Zähne und der Kaufunktion ist nicht nur für sich allein relevant, sondern über die Kaufunktion kann auch die wahrgenommene Allgemeingesundheit beeinflusst werden. In einer Studie mit Personen im Alter von 15–74 Jahren, in der mittels Fragebögen verschiedene klinische Parameter abgefragt wurden, nahm die angegebene Kaufunktion nicht nur mit der Verringerung der Anzahl der vorhandenen Zähne bzw. dem Vorhandensein von abnehmbaren Teil- oder Totalprothesen ab, sondern hing auch stark mit der wahrgenommenen Allgemeingesundheit zusammen [5]. Personen mit geringerer Kaufunktion gaben zumeist eine schlechtere Allgemeingesundheit an. Inwieweit die Anzahl der Zähne und die Kaufunktion als Prädiktor für die wahrgenommene Allgemeingesundheit gesehen werden können, ist durch die Studie nicht zu beantworten. Es zeigte sich aber ein signifikanter Zusammenhang zwischen Kaufähigkeit und Alter. Bei Personen im Alter von 50–74 Jahren gaben nur 56 % an, gut kauen zu können, während dies bei den jüngeren Studienteilnehmern noch über 80 % waren. Die Beeinträchtigung der Kaufähigkeit im Alter bestätigt auch eine weitere Untersuchung bei Senioren im Alter von 65–80 Jahren in Japan. Knapp 38 % waren überwiegend unzufrieden mit ihrer Kaufähigkeit. Zusätzlich lag ein Zusammenhang zwischen der Zufriedenheit mit der Kaufähigkeit und der allgemeinen gesundheitsbezogenen Lebensqualität vor [166]. Senioren, die mit ihrer Kaufunktion unzufrieden waren, bewerteten ihre gesundheitsbezogene Lebensqualität schlechter als die mit ihrer Kaufähigkeit zufriedenen Senioren. Auch in einer prospektiven Studie über 3 Jahre mit Senioren in Japan konnte ein Zusammenhang zwischen der wahrgenommenen Allgemeingesundheit und der Kaufähigkeit beobachtet werden [165]. Der Fokus lag in der Studie auf der Frage, welche Faktoren die Kaufähigkeit über den untersuchten Zeitraum beeinflussen. Den stärksten Einfluss hatte die wahrgenommene Allgemeingesundheit. Von den Senioren, die nach 3 Jahren eine gute Kaufunktion aufwiesen, hatten bei der Ausgangsuntersuchung 61,7 % ihre Allgemeingesundheit als exzellent oder gut angegeben und nur 38,3 % als mittelmäßig oder schlecht. Die dargestellten Untersuchungen verdeutlichen, dass es vielfältige Wechselwirkungen zwischen Zähnen und Kaufunktion auf der einen Seite und der allgemeinen gesundheitsbezogenen Lebensqualität auf der anderen Seite gibt, welche in beide Richtungen wirken können.

Der negative Effekt von fehlenden Zähnen auf die Lebensqualität ist nicht ultimativ und unumkehrbar. Fehlende Zähne und mit ihnen verloren gegangenes Hart- und Weichgewebe können durch körperfremde Materialien in gewissem Umfang ersetzt werden. Auch wenn dies keiner *Restitutio ad Integrum* entspricht, so kann doch zumindest die Funktion der verlorengegangenen Zähne teilweise wiederhergestellt werden.

Unterschiede in der Bedeutung der Zahngruppen für die Dimensionen der mundgesundheitsbezogenen Lebensqualität zeigten sich auch bei dem Ersatz fehlender

Zähne im Rahmen prothetischer Behandlungen. So werden ästhetische Wahrnehmungen primär durch Restaurationen im Frontzahnbereich verbessert, während funktionelle Aspekte (z. B. Mastikation und Phonation) durch neuen Zahnersatz sowohl im Front- als auch im Seitenzahnbereich beeinflusst werden [260]. Der geringste Therapieeffekt hinsichtlich der Verbesserung der mundgesundheitsbezogenen Lebensqualität ist dabei bei Ersatz der Molaren und insbesondere des 2. Molaren zu erwarten (der 3. Molar [Weißheitszahn] wird in der Regel nicht ersetzt). Das mag darin begründet sein, dass fehlende Molaren nur eine geringe funktionelle Beeinträchtigung für die Betroffenen bedeuten [71] und damit verbunden auch nur ein geringes Verbesserungspotenzial beinhalten. Dies ist schon bei der Aufklärung der Patienten wichtig, weil ansonsten eine unrealistische Erwartungshaltung geweckt wird. Es stellt sich aber natürlich die Frage, warum Zähne ersetzt werden sollten, die so gut wie keinen Effekt auf die Lebensqualität haben. Wenn keine individuellen Wünsche des Patienten vorliegen, sollte daher insbesondere bei älteren Patienten eine sorgfältige Kosten-Nutzen-Bewertung vorgenommen werden.

Mit der Anzahl und Lokalisation fehlender Zähne eng verknüpft ist die Art des Zahnersatzes. Während einzelne fehlende Zähne entweder nicht ersetzt werden müssen oder rein festsitzend ersetzt werden können, muss bei fortgeschrittenem Zahnverlust im höheren Alter in vielen Fällen eine herausnehmbare Teilprothese angefertigt werden. Sind keine Zähne mehr vorhanden, bleibt in der Regel nur die konventionelle Totalprothese, wenn keine Implantate gewünscht sind. Für Deutschland hat sich in einer repräsentativen Stichprobe von 2.050 erwachsenen Personen gezeigt, dass der Prothesenstatus stark mit der mundgesundheitsbezogenen Lebensqualität zusammenhängt [112]. Die Untersuchung nutzte das OHIP [114, 245] mit 49 Fragen (OHIP-49), und lieferte Referenzwerte für die mundgesundheitsbezogene Lebensqualität in Deutschland. Der Median lag bei Personen ohne Zahnersatz oder mit rein festsitzendem Zahnersatz bei 5 OHIP-Punkten, bei Personen mit abnehmbaren Teilprothesen bei 15 OHIP-Punkten und bei Totalprothesenträgern bei 23 OHIP-Punkten. Da etwa 12 % der jüngeren Senioren und 33 % der älteren Senioren in Deutschland zahnlos sind, ist der Effekt von Totalprothesen auf die mundgesundheitsbezogene Lebensqualität besonders bei diesen Personengruppen relevant. Auch wenn die Ergebnisse der Untersuchung suggerieren, dass Personen mit Zahnersatz eine eingeschränkte mundgesundheitsbezogene Lebensqualität aufweisen, so ist dies mehr ein Resultat der fehlenden Zähne als der Prothesen.

Mittels der Versorgung mit konventionellem Zahnersatz kann eine substanzielle Verbesserung der wahrgenommenen Mund- und Allgemeingesundheit erreicht werden [98, 115, 224]. Dabei kann für die gesamte Bandbreite konventioneller festsitzender und abnehmbarer Prothesen ein positiver Effekt auf die mundgesundheitsbezogene Lebensqualität in Studien mit Nachuntersuchungszeiträumen von bis zu 2 Jahren nachgewiesen werden [2, 120, 262]. Studien zu spezifischen Versorgungen wie Modellgussprothesen mit Teleskop- oder Konuskronen zeigten unabhängig von der Art der Verankerung eine wesentliche Verbesserung der mundgesundheitsbezogenen

Lebensqualität über einen Zeitraum von einem Jahr [91]. Bei Totalprothesen konnten Effekte über 2 Jahre nachgewiesen werden [257]. In einer randomisierten, kontrollierten Studie zur Therapie der verkürzten Zahnreihe [148] liegen sogar 5-Jahresergebnisse zur mundgesundheitsbezogenen Lebensqualität vor. Dabei zeigte sich sowohl für die Gruppe mit der festsitzend wiederhergestellten verkürzten Zahnreihe als auch für die Gruppe mit dem Ersatz der fehlenden Molaren mit einer abnehmbaren Teilprothese, dass die mundgesundheitsbezogene Lebensqualität für den gesamten Untersuchungszeitraum besser als vor der Behandlung war [284]. In der Gruppe mit verkürzter Zahnreihe sank der Median des OHIP-49 von 38 Punkten vor der Therapie auf 13 Punkte nach 5 Jahren, bei der Gruppe mit Molarenersatz lagen die entsprechenden Werte bei 40 und 18 Punkten. In beiden Gruppen lagen die Unterschiede in den OHIP-49-Summenwerten deutlich über den 6 Punkten, die als kleinste relevante Veränderung des OHIP-49 angesehen werden [118]. In vielen Fällen bleibt aber eine Beeinträchtigung der mundgesundheitsbezogenen Lebensqualität bestehen.

Am besten können die Funktionen der verlorengegangenen Zähne mit dentalen Implantaten wiederhergestellt werden [219]. Die Effekte von Implantaten auf die wahrgenommene Gesundheit wurden in der gesamten Bandbreite vom Ersatz einzelner Zähne über die Verankerung von Zahnersatz bei stark reduzierter Restbezahnung bis hin zum zahnlosen Patienten untersucht. Für den Effekt eines Einzelzahnersatzes spielt die Lokalisation der zu schließenden Lücke eine entscheidende Rolle. Während bei 80 Patienten mit implantatgetragenem Einzelzahnersatz die mundgesundheitsbezogene Lebensqualität insgesamt durch die Therapie deutlich verbessert wurde (OHIP-14; vor Behandlung: 10,4 Punkte; nach Behandlung: 3,1 Punkte), war dieser Effekt nur signifikant, wenn die Behandlung im Frontzahnbereich (13,4 zu 1,5 Punkte) oder im Prämolarenbereich (12,2 zu 4,3 Punkte) erfolgte; bei einer Behandlung im Molarenbereich (6,5 zu 3,0 Punkte) war er nicht signifikant [213].

Werden nur Patienten betrachtet, die implantatgetragenen Zahnersatz bei stark reduzierter Restbezahnung erhalten haben, zeigt sich ebenfalls ein positiver Effekt von Implantaten. In einer Querschnittstudie in Japan wiesen Patienten mit einseitig verkürzter Zahnreihe im Unterkiefer bei Ersatz mit festsitzendem Zahnersatz auf Implantaten eine deutliche bessere mundgesundheitsbezogene Lebensqualität auf als Patienten mit konventionellem abnehmbaren Zahnersatz oder ohne Ersatz [136]. Offensichtlich ist die mundgesundheitsbezogene Lebensqualität von Patienten mit festsitzendem implantatgetragenen Zahnersatz höher als die von Patienten mit konventionellem abnehmbaren Zahnersatz [84]. Auch prospektive Studien bestätigen die positiven Effekte von Implantaten. In einer Studie in Kroatien, in der die lange Version des OHIP mit 49 Fragen eingesetzt wurde, konnte bei Patienten mit verkürzter Zahnreihe durch implantatgetragenen Zahnersatz eine deutliche Verbesserung der mundgesundheitsbezogenen Lebensqualität über einen Zeitraum von 3 Jahren nachgewiesen werden [210]. Während der OHIP-Summenwert vor der Behandlung noch bei durchschnittlich 78,9 Punkten lag, sank er 3 Wochen nach der prothetischen Versorgung auf 45,2 Punkte und lag 3 Jahre nach der Behandlung bei nur noch

22,9 Punkten. Der Therapieeffekt war daher nicht nur klinisch relevant, sondern auch langfristig wirksam.

Neben der Verankerung von festsitzendem Zahnersatz werden Implantate auch zur besseren Abstützung und Stabilität von Teil- und Totalprothesen genutzt [73, 283, 291]. Das ist insbesondere bei älteren Personen relevant. Dabei kann eine zusätzliche Verankerung von Totalprothesen mittels Implantaten nicht nur zu einer signifikanten Verbesserung der mundgesundheitsbezogenen Lebensqualität führen [98], sondern darüber hinaus auch weitere soziale Aspekte wie Küssen und sexuelle Aktivitäten positiv beeinflussen [99]. Auch wenn bei zahnlosen Patienten implantatgetragener Zahnersatz auch festsitzend angefertigt werden kann, so sind Patienten mit abnehmbarem Zahnersatz insgesamt zufriedener, was hauptsächlich auf die bessere Aussprache und die leichtere Reinigungsfähigkeit zurückzuführen ist [97]. Die positiven Effekte von Implantatverankerungen sind über mindestens 2 Jahre nachweislich stabil [106].

Auch wenn die dargestellten Studien zu implantatgetragenem und konventionellem Zahnersatz zeigen, dass mit prothetischer Therapie eine weitgehende Rehabilitation der eingeschränkten orofazialen Funktionen möglich ist, so blieb doch bei allen untersuchten Behandlungsoptionen eine gewisse Beeinträchtigung der Lebensqualität zurück. Auch sind die Nachuntersuchungszeiträume limitiert, sodass nur wenige Aussagen über die langfristige Wirksamkeit der Therapien in Bezug auf die wahrgenommene Gesundheit bestehen. Darüber hinaus schließen nicht alle Studien Senioren ein. Daher besteht zum Teil eine gewisse Unsicherheit, inwieweit die Ergebnisse auch auf Senioren zu übertragen sind. Auch wenn diese bei der Beurteilung der eigenen Mund- und Allgemeingesundheit andere interne Standards anwenden als jüngere Personen, so kann man aber – basierend auf der aktuellen Literatur – davon ausgehen, dass positive und negative Effekte auf die Mundgesundheit vergleichbar wahrgenommen werden. Lediglich die Größe des Effekts könnte sich leicht unterscheiden. Speziell für Implantate ist anzumerken, dass diese nicht für alle Personen eine Therapieoption darstellen. Neben der Ablehnung der Therapie durch die Patienten stehen allgemeinmedizinische Kontraindikationen im Vordergrund. Da im Alter die Gesundheit zunehmend beeinträchtigt ist, kommen diese Kontraindikationen dann zunehmend zum Tragen. Auch eine eingeschränkte Belastbarkeit kann gegen Implantate sprechen. Da aber zunehmend Verfahren entwickelt werden, um die Belastung für die Patienten so gering wie möglich zu halten (z. B. mittiges Einzelimplantat im Unterkiefer [273]), können auch immer mehr ältere Personen von den positiven Effekten von Implantaten profitieren. Daher ist die Implantattherapie auch in der Alterszahnmedizin eine wichtige Behandlungsstrategie.

Resümee und Konsequenz für die Praxis

Zähne können über ihre Farbe, Form und Stellung die mundgesundheitsbezogene Lebensqualität stark beeinflussen. Dabei spielen insbesondere die Frontzähne über die wahrgenommene Ästhetik eine wichtige Rolle. Bei fehlenden Seitenzähnen kommt es speziell über eine Verringerung der Kaufunktion zu negativen Effekten auf die mundgesundheitsbezogene Lebensqualität sowie auf die wahrgenommene Allgemeingesundheit. All diese Zusammenhänge sind von äußeren Faktoren wie sozialem Umfeld und inneren Faktoren wie internen Standards geprägt. So sinkt im höheren Alter der negative Einfluss von fehlenden Zähnen auf die mundgesundheitsbezogene Lebensqualität. Durch den Ersatz fehlender Zähne mit Zahnersatz kann die mundgesundheitsbezogene Lebensqualität deutlich verbessert werden. Diese Effekte hängen stark von der Lokalisation und Art des Zahnersatzes sowie von der vorab bestehenden Beeinträchtigung ab. Die geringste Verbesserung der Lebensqualität ist beim Ersatz fehlender Backenzähne zu erwarten und die größte Verbesserung bei der Versorgung von zahnlosen Patienten mit implantatgetragenen Prothesen. In den meisten Fällen bleibt nach Rehabilitation aber eine Beeinträchtigung der mundgesundheitsbezogenen Lebensqualität bestehen. Personen mit Zahnersatz haben in der Regel eine schlechtere Lebensqualität als Personen mit primär gesunden Zähnen. Dies alles unterstreicht die Bedeutung des Erhalts der Zahngesundheit und des Ersatzes fehlender Zähne für die Lebensqualität.

4.3.3 Parodontale Erkrankungen

Zähne können nicht nur eine Fehlstellung aufweisen oder fehlen, auch der Zahnhalteapparat kann erkrankt sein. Parodontale Erkrankungen stehen ebenfalls mit Einschränkungen der mundgesundheitsbezogenen Lebensqualität in Verbindung [6, 12, 49].

In einer Studie in China wurde bei 767 Personen im Alter von 25–64 Jahren der Zustand des Parodonts klinisch erhoben und die mundgesundheitsbezogene Lebensqualität mit der chinesischen Version des OHIP-14 bestimmt [180]. Verglichen wurden Personen mit einem klinischen Attachmentverlust von 0–2 mm als Kontrollgruppe mit Personen mit einem Attachmentverlust von >3 mm. Der durchschnittliche Summenwert des OHIP-14 lag in der Gruppe mit hohem Verlust an Zahnhalteapparat mit 24,2 Punkten deutlich über dem Wert für die Kontrollgruppe mit nur 4,4 Punkten, was einer deutlichen Einschränkung der mundgesundheitsbezogenen Lebensqualität im Zusammenhang mit der parodontalen Erkrankung entspricht. Die Personen mit hohem Attachmentverlust gaben mehr funktionelle Einschränkungen, mehr Schmerzen, höheres psychisches Unbehagen und mehr physische sowie psychische Beeinträchtigungen an. Die Unterschiede für soziale Beeinträchtigung und Benachteiligung waren hingegen nicht signifikant und nicht klinisch relevant. Die Ergebnisse hinsichtlich des Zusammenhangs zwischen mundgesundheitsbezogener Lebensqualität und parodontalen Erkrankungen wurden in einer neueren epidemiologischen Studie in Großbritannien mit 3.122 bezahnten Teilnehmern bestätigt, auch wenn andere Kriterien für eine parodontale Erkrankung angewendet wurden [25]. In dieser Studie wurde eine Definition für parodontale Erkrankung genutzt, die sich auch international etabliert hat [31]. Dabei müssen mindestens zwei approximale (interdentale) Stellen mit einem klinischen Attachmentverlust von ≥4 mm und mindestens eine approximale Stelle mit einer Taschentiefe von ≥4 mm vorliegen, welche nicht am gleichen Zahn lokalisiert sein müssen. Entsprechend dieser Definition hatten Personen mit einer parodontalen

Erkrankung im Durchschnitt um 26 % höhere OHIP-14-Summenwerte als Personen ohne eine parodontale Erkrankung.

Offensichtlich ist die mundgesundheitsbezogene Lebensqualität bei Patienten mit parodontalen Erkrankungen nicht nur erheblich beeinträchtigt, es scheint auch eine gewisse Dosis-Wirkungs-Beziehung zu bestehen [25]. In einer britischen Studie, in der das Oral Health Quality of Life-UK (OHQoL-UK) [156] bei Patienten aus einer auf Parodontologie spezialisierten Praxis zur Anwendung kam, sank mit zunehmender Anzahl der Zähne mit deutlich erhöhten Sondierungstiefen (≥5 mm) die mundgesundheitsbezogene Lebensqualität entsprechend [176]. Der in der Studie gefundene Korrelationskoeffizient von r = −0,42 zeugt von einem klinisch relevanten Zusammenhang. Betrachtet man die einzelnen Dimensionen des OHQoL-UK, dann zeigte eine weitere Studie in einer parodontologischen Abteilung einer Universitätsklinik in Newcastle signifikante Korrelationen zwischen der Anzahl der Zähne mit deutlich erhöhten Sondierungstiefen (≥5 mm) und der sozialen (r = −0,23) und der psychischen (r = −0,27) Dimension des OHQoL-UK [58]. Mehr Zähne mit stark erhöhten Sondierungstiefen hingen folglich mit einem verringerten psychosozialen Wohlbefinden zusammen.

Betrachtet man die Prävalenz von parodontalen Erkrankungen bei deutschen Senioren (>75 %) und den durchschnittlich vorliegenden klinischen Attachmentverlust von etwa 4 mm, ist eine substanzielle Beeinträchtigung der mundgesundheitsbezogenen Lebensqualität zu erwarten.

Inwieweit parodontale Erkrankungen auch mit einer eingeschränkten allgemeinen gesundheitsbezogenen Lebensqualität im Zusammenhang stehen, ist bisher wenig untersucht. Solch ein Zusammenhang wäre allerdings durchaus plausibel. Allein der häufig mit parodontalen Erkrankungen assoziierte Mundgeruch [78, 214, 216] lässt Effekte auf soziale Interaktionen erwarten [27]. Da durch den zunehmenden Verlust des Zahnhalteapparats Zähne locker werden können [11], sind auch negative Auswirkungen auf die Ernährung zu erwarten, welche mit der wahrgenommenen Allgemeingesundheit zusammenhängen [5, 165, 166]. Dass durch Rezessionen auch die Sprache und die Ästhetik beeinflusst werden können, sind weitere Indikatoren für einen Zusammenhang von parodontalen Erkrankungen mit der wahrgenommenen Allgemeingesundheit. Die vorliegenden Studien scheinen die oben genannten Hypothesen zu stützen [36]: So zeigte sich in einer Studie unter Verwendung des Sickness Impact Profile (SIP) [23], welches spezifisches Verhalten in Bezug auf die Gesundheit (Fortbewegung, Körperpflege, Mobilität, emotionales Verhalten, soziale Interaktion, Aufmerksamkeit, Kommunikation, Arbeit, Schlaf und Ruhe, Essen, Haushaltsarbeit, Freizeitverhalten) erfasst, dass Patienten mit parodontalen Erkrankungen in allen Bereichen mehr Beeinträchtigungen angaben als andere Patienten, die eine reguläre Nachsorge wahrnahmen [218]. Am häufigsten wurden von Patienten mit parodontalen Erkrankungen Beeinträchtigungen bei der Kommunikation (21 %) angegeben, gefolgt von sozialen Interaktionen und Freizeitverhalten (beide 18 %). Die Personen in der Studie mit parodontalen Erkrankungen waren durchschnittlich nur 50 Jahre alt. Daher ist nicht klar, ob sich diese Ergebnisse so auch komplett auf ältere Senioren übertragen lassen. Auch wenn sich das Beeinträchtigungsprofil bezogen auf die Einzelaspekte etwas unterscheiden mag, so scheint insgesamt ein Effekt von parodontalen Erkrankungen auf die wahrgenommene Mund- und Allgemeingesundheit bei Senioren plausibel.

Der Zusammenhang zwischen parodontalen Erkrankungen und Lebensqualität wird aber nicht nur aus Querschnittstudien ersichtlich, sondern auch in prospektiven Interventionsstudien [172]. Eine Parodontitistherapie führt zwar in den meisten Fällen nicht zu einer vollständigen Heilung im Sinne einer *Restitutio ad Integrum*, kann aber zumeist zu einer deutlichen Verbesserung der klinischen Symptome und der damit verbundenen wahrgenommenen Beeinträchtigung der Mundgesundheit führen [32]. In einer klinischen Studie in Japan mit 58 Patienten konnte durch eine konservative, nichtchirurgische Initialtherapie, hauptsächlich bestehend aus Mundhygieneeinweisungen und subgingivalem Debridement [270], ein deutlich positiver Effekt auf die mundgesundheitsbezogene Lebensqualität nachgewiesen werden [228]. Die Effektgröße als einheitsloses Maß für das Verhältnis aus der durchschnittlichen Veränderung und der gepoolten Standardabweichung beider Messungen [47] betrug 0,51. Damit entsprach die Verbesserung der mundgesundheitsbezogenen Lebensqualität ungefähr einer halben Standardabweichung der Messungen und kann als klinisch relevant angesehen werden, weil sie über der Grenze für eine minimal wahrnehmbare Veränderung von patientenbezogenen Zielgrößen bei prospektiven Studien von 0,5 liegt [194]. Inwieweit chirurgische Parodontitistherapien im Anschluss an die nichtchirurgischen Initialtherapien über eine weitere Zunahme an Zahnhalteapparat und Reduktion der Taschentiefen [229] auch noch zu einem zusätzlichen Gewinn an mundgesundheitsbezogener Lebensqualität führen können, kann aktuell noch nicht abschließend beurteilt werden.

Resümee und Konsequenz für die Praxis

Parodontitis als Erkrankung des Zahnhalteapparats führt zu substanziellen Beeinträchtigungen der Lebensqualität. Je schwerer die Erkrankung ist, umso stärker ist auch die Beeinträchtigung. Gleichzeitig kann mit einer Therapie nicht nur die Parodontitis behandelt, sondern auch die Lebensqualität wieder verbessert werden.

4.3.4 Mundschleimhaut

Veränderungen der Mundschleimhaut können sowohl strukturell in Form von Integritätsverlusten (z. B. Ulcus) oder Neubildungen (z. B. Plattenepithelkarzinom) auftreten oder die Qualität und Quantität des Speichels betreffen. Mundtrockenheit (Xerostomie) stellt dabei besonders im höheren Alter eine sehr häufige Beeinträchtigung dar [142, 175, 204], weshalb hier näher darauf eingegangen werden soll.

Eine Mundtrockenheit wird vom Patienten wahrgenommen, wenn die unstimulierte Speichelproduktion der Speicheldrüsen um mindestens die Hälfte reduziert ist [52, 89]. Genau definiert ist Xerostomie als das Vorliegen einer unstimulierten Speichelflussrate von ≤0,1 ml/min und/oder einer stimulierten Speichelflussrate von ≤0,5 ml/min [250]. Auftreten kann eine ausgeprägte Xerostomie u. a. als Folge von reduzierter Flüssigkeitszufuhr oder von Medikationen (z. B. Diuretika, β-Blocker) [142, 175, 240], nach Bestrahlungen im Kopf- und Nackenbereich im Rahmen von Tumortherapien [56, 107, 108] oder auch als Folge von Autoimmunerkrankungen (z. B. Sjögren-Syndrom) [125, 248].

In einer Untersuchung bei Senioren im Alter von 52–100 Jahren gaben fast zwei Drittel (63,1 %) der Teilnehmer mindestens eines von sieben möglichen Symptomen nach einem Instrument zur Erfassung von wahrgenommener Mundtrockenheit (Xerostomia Inventory, XI [265]) an. Circa ein Drittel (31,1 %) gab sogar mindestens drei Symptome an, was einer erheblichen Xerostomie entspricht [141]. Je mehr Medikamente die Teilnehmer nahmen, umso stärker war die Xerostomie ausgeprägt. Die Beeinträchtigung der mundgesundheitsbezogenen Lebensqualität hing wiederum mit der Ausprägung der Xerostomie zusammen. Senioren mit einer ausgeprägten Xerostomie hatten durchschnittlich einen fast doppelt so hohen OHIP-14-Summenwert (8,8 Punkte) als Senioren ohne Xerostomie (4,5 Punkte). Eine weitere Untersuchung ermöglicht einen noch besseren Einblick in die Dosis-Wirkungs-Beziehung zwischen dem Ausmaß der Xerostomie und der Beeinträchtigung der mundgesundheitsbezogenen Lebensqualität [14, 15]. Xerostomie wurde dabei mit allen elf Fragen des XI [265] erfasst. Der Summenwert des Instruments korrelierte hoch signifikant mit dem OHIP-14-Summenwert ($r = 0,47$) und dem Summenwert des Oral Impacts on Daily Performance (OIDP [4]; $r = 0,35$): Je stärker die Xerostomie ausgeprägt war, umso stärker war auch die mundgesundheitsbezogene Lebensqualität eingeschränkt.

Xerostomie stellt eine sehr häufige Nebenwirkung von Bestrahlungen von Tumoren im Kopf- und Halsbereich dar. Eine systematische Übersichtsarbeit berichtet von einer Prävalenz von Xerostomie während der Bestrahlung von 93,0 % und einer Schwankung der Werte von 73,6–85,3 % im Verlauf bis 2 Jahre nach der Bestrahlung [108]. Die durch Bestrahlung hervorgerufene Xerostomie hat nicht nur eine nachweisbare Beeinträchtigung der allgemeinen gesundheitsbezogenen Lebensqualität zur Folge, die mit der Stärke der Ausprägung der Xerostomie zunimmt ($r = -0,67$) [57], sondern der Effekt nimmt auch mit der Zeit zu (Effektgröße 6 Monate nach Bestrahlung: 0,09; 24 Monate nach Bestrahlung: 0,22) [107].

Auch bei Patienten mit Sjögren-Syndrom, die ebenfalls an Xerostomie leiden, findet sich eine Beeinträchtigung der allgemeinen gesundheitsbezogenen Lebensqualität, wenn diese mit dem SF-36 [274] gemessen wird. In einer Studie mit 43 Patienten mit primärem Sjögren-Syndrom waren 33 Patienten jünger als 75 Jahre, sodass deren SF-36-Werte mit bevölkerungsbasierten Referenzwerten verglichen werden konnten

[227]. Es zeigten sich in allen acht Dimensionen des SF-36 durchschnittlich schlechtere Werte als der Median in der Bevölkerung, wobei die geringsten Unterschiede für mentale Gesundheit und die höchsten Beeinträchtigungen für körperliche Funktionsfähigkeit und körperliche Rollenfunktion ermittelt wurden.

Neben Xerostomie können auch Integritätsverluste (z. B. Ulcus) oder Infektionen der Mundschleimhaut (z. B. orale Kandidose) die wahrgenommene Gesundheit negativ beeinflussen. In einer Studie mit 42 Patienten, die mit mindestens einer implantatgetragenen Deckprothese versorgt worden waren, wiesen bei einer Nachsorgeuntersuchung 14,3 % eine orale Kandidose und 7,1 % einen Ulcus auf [215]. Beide Mundschleimhauterkrankungen hatten einen signifikant negativen Effekt auf die mundgesundheitsbezogene Lebensqualität.

Resümee und Konsequenz für die Praxis

Veränderungen der Mundschleimhaut wie ausgeprägte Mundtrockenheit, Integritätsverluste und Infektionen führen zu einer Verschlechterung der Lebensqualität. Speziell bei Mundtrockenheit betrifft dies nicht nur die mundgesundheitsbezogene Lebensqualität. Auch Aspekte der wahrgenommenen Allgemeingesundheit sind substanziell beeinträchtigt. Je stärker die Mundtrockenheit ausgeprägt ist, umso größer sind die negativen Folgen für die Lebensqualität. Daher sollte bei alten Menschen auf eine ausreichende Flüssigkeitszufuhr und mögliche Nebenwirkungen von Medikationen (z.B. Diuretika, β-Blocker) geachtet werden.

5 Versorgungssituation von pflegebedürftigen Senioren

Dank vielfacher Präventionsmaßnahmen hat sich der Gebisszustand der Senioren über die Jahre geändert: Die jüngeren Senioren verfügen über mehr eigene Zähne, zugleich ist der Anteil der Zahnlosen rückläufig [122]. Daher ändert sich auch stark der Bedarf an spezifischer zahnmedizinischer Betreuung. Während früher bei den zahnlosen Senioren vor allem die Hygiene der Totalprothesen und der Zustand der Mundschleimhaut im Vordergrund standen, so kommt mit zunehmender Zahnzahl dem Erhalt der eigenen Zähne eine immer größer werdende Bedeutung zu. Die Konsequenz ist, dass sich auch die prothetischen Versorgungen der Senioren im Wandel befinden. Der abnehmbare Zahnersatz überwiegt weiterhin, doch ist der immer weiter steigende Bedarf an festsitzenden Versorgungen deutlich erkennbar. Vor allem die Nachfrage an implantatgestützten Versorgungen ist seit 1997 um mehr als das 3-fache angestiegen [163]. Gleichzeitig steigt die Lebenserwartung der Menschen. Damit einhergehend nimmt auch mit dem höheren Alter die Multimorbidität zu. Das wiederum impliziert, dass bei der Versorgung von hochbetagten Senioren der allgemeine Gesundheitszustand zunehmend die zu wählende Versorgung mitbestimmt. Eine besonders vulnerable Personengruppe sind dabei die pflegebedürftigen Senioren.

5.1 Behandlungsbedarf

Bei älteren Menschen ist vielfach eine unzureichende Mund- und Prothesenhygiene zu beobachten (Abb. 5.1) [82, 133, 138]. Ursächlich sind zumeist kognitive und manuelle Einschränkungen der Senioren. Die Folgen sind eine Progression an Parodontalerkrankungen sowie kariöser Läsionen bis hin zum Zahnverlust. Daraus ergibt sich bei pflegebedürftigen Senioren ein hoher objektiver Behandlungsbedarf.

Seit Jahren wird die Mundgesundheit und der zahnmedizinische Behandlungsbedarf bei pflegebedürftigen Senioren weltweit untersucht und mögliche Einflussfaktoren sowie Veränderungen erfasst. Interessant dabei ist, dass sich die Situation weder zwischen verschiedenen Ländern mit unterschiedlichen Gesundheitssystemen wesentlich unterscheidet, noch dass sich eine relevante Veränderung über die Zeit eingestellt hat. Alle Untersuchungen kommen übereinstimmend zu dem Ergebnis, dass ein hoher zahnmedizinischer Behandlungsbedarf besteht.

Innerhalb Europas wurde bereits 1974 der Mundgesundheitsstatus von Bewohnern in Pflegeheimen in Großbritannien erfasst [151]. Insgesamt 71 % der Studienteilnehmer wiesen einen zahnmedizinischen Behandlungsbedarf auf. Die Situation unterschied sich nur unwesentlich von der in Skandinavien. Eine Studie aus dem Ende der 1980er-Jahre untersuchte in Dänemark Bewohner von Pflegeheimen, die noch ei-

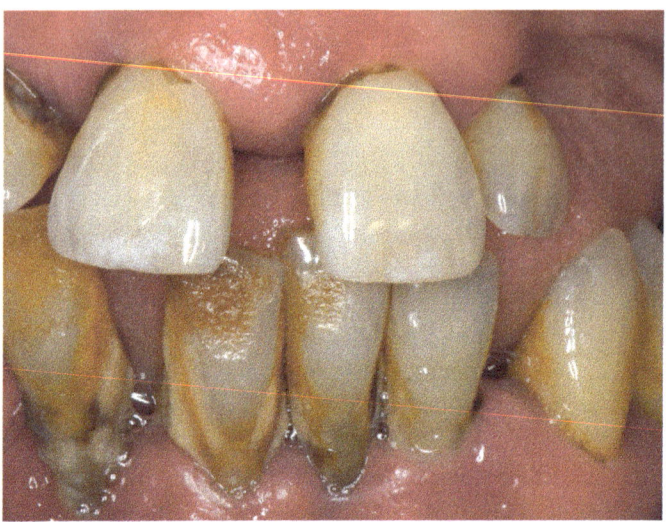

Abb. 5.1: Zahnstein an den Frontzähnen des Unterkiefers aufgrund unzureichender Mundhygiene; als Folge Zahnfleischentzündung (Parodontitis) und Zahnwanderung

gene Zähne aufwiesen [271]. Von diesen Studienteilnehmern bedurften 70 % einer Kariestherapie. Auch in den darauffolgenden Jahren änderte sich die Situation für die Pflegeheimbewohner nicht. So blieb in Norwegen von 1980 zu 1993 der Anteil von Pflegeheimbewohnern mit Behandlungsbedarf aufgrund von Karies mit etwa zwei Drittel fast konstant [121]. Auch änderte sich der Zustand des Zahnfleischs und die Prävalenz von Gingivitis und Parodontitis nicht. Eine weitere Untersuchung in Schweden im Jahr 1997 fand bei insgesamt 64 % der Pflegeheimbewohner zahnmedizinischen Behandlungsbedarf [193]. Bei immerhin 9 % war sogar eine Notfallbehandlung erforderlich.

Auch die europäischen Studien aus den ersten Jahren des 21. Jahrhunderts kamen zu vergleichbaren Ergebnissen. Bei 60 % der Bewohner von Pflegeeinrichtungen in Polen bestand zahnmedizinischer Behandlungsbedarf [86]. Eine finnische Studie differenzierte unterschiedliche Indikationen für zahnmedizinischen Behandlungsbedarf zusätzlich nach der Bezahnung [207]. Bei 25 % der zahnlosen Pflegeheimbewohner mussten die Prothesen repariert oder erneuert werden. Die gleiche Studie ergab bei Bewohnern, die noch Zähne hatten, dass bei 37 % eine restaurative Therapie mit Füllungen oder Kronen und bei 51 % eine Parodontitistherapie notwendig war. Zusätzlich mussten bei 42 % der Bewohner Zähne gezogen werden. Eine ähnliche Studienmethodik wurde in Frankreich angewendet [169]. Hier benötigten 53 % der Bewohner von Pflegeheimen neue Prothesen, 45 % Zahnextraktionen und 31 % neue Füllungen. Bei lediglich 2,4 % bestand keinerlei zahnmedizinischer Behandlungsbedarf. Auch in einer aktuellen Studie aus den Niederlanden, die in den Jahren 2009 bis 2013 durchgeführt wurde, war der Behandlungsbedarf bei Pflegeheimbewohnern hoch [100]. Besonders interessant an dieser Untersuchung ist, dass zunehmend auch

Patienten mit Implantaten in Pflegeheimen zu finden sind. Damit gewinnen periimplantäre Entzündungen und assoziierte Erkrankungen auch bei dieser Klientel immer mehr an Bedeutung.

Im außereuropäischen Ausland stellte sich über die letzten Jahre die Situation für pflegebedürftige Senioren nicht besser als in Europa dar. In japanischen Pflegeheimen reichte der Behandlungsbedarf hinsichtlich Vorhandensein und Zustand von Teil- und Totalprothesen je nach Einschätzung der Allgemeingesundheit von 66–90 %, wobei die Personen mit einem schlechteren Allgemeinzustand auch den höheren Behandlungsbedarf hatten [168]. In türkischen Pflegeheimen hatten auch nur 30 % der Bewohner keinen zahnärztlichen Behandlungsbedarf [269]. In Australien lag bei über 62 % der bezahnten Personen mit Pflegebedarf die Notwendigkeit einer Behandlung aufgrund von Karies vor [232]. In dem große Kentucky Elder Oral Health Survey (KEOHS) aus den Jahren 2002 bis 2005 benötigte fast ein Viertel (23 %) der zahnlosen Bewohner von Pflegeheimen neue Prothesen [42]. Bei pflegebedürftigen Senioren, die in der eigenen Wohnung lebten, war der Anteil sogar fast doppelt so hoch (41 %), was für einen positiven Effekt der Betreuung in Pflegeeinrichtungen und der damit verbundenen Kontrolle der Mundgesundheit steht.

Lenkt man den Blick auf Deutschland, so fügt sich das Bild fast nahtlos in die internationale Studienlage ein. Bereits in den 1990er-Jahren wurde ein hoher zahnmedizinischer Behandlungsbedarf in Deutschland festgestellt. In Berlin bestand bei Bewohnern von Pflegeheimen ein objektiver Behandlungsbedarf von knapp 80 % [133]. Gleichzeitig verweigerten aber ca. 64 % der Bewohner die notwendige Behandlung. In München bestand der größte Bedarf (62 %) hinsichtlich präventiver Maßnahmen [21]. Bereits damals wurde angeregt, dass allein speziell qualifizierte zahnmedizinische Fachangestellte in Pflegeeinrichtungen die Mund- und Prothesenhygiene durchführen sollten. Dies hat sich bis heute nicht durchsetzen können.

Auch aktuelle Studien zeigen kein erfreuliches Bild für Deutschland. Eine saarländische Untersuchung aus dem Jahr 2014 ergab, dass bei 88 % der Pflegeheimbewohner, die noch eigene Zähne hatten, Behandlungsbedarf aufgrund von Karies bestand [164] und die Hälfte der Prothesen zu erneuern oder zumindest zu verbessern waren. Gleichzeitig gaben aber nur 13 % der pflegebedürftigen Senioren Probleme mit den eigenen Zähnen und 24 % mit den Prothesen an. Damit bestätigt sich die eingangs beschriebene Diskrepanz zwischen objektivem und subjektivem Behandlungsbedarf.

5.2 Inanspruchnahme

Eine mögliche und plausible Ursache für den hohen zahnmedizinischen Behandlungsbedarf ist im Inanspruchnahmeverhalten von pflegebedürftigen Senioren zu sehen.

Beim Inanspruchnahmeverhalten kann grob zwischen präventionsorientiert und beschwerdeorientiert unterschieden werden. Bei einer präventionsorientierten Inanspruchnahme zahnmedizinischer Leistungen nehmen die Personen regelmäßig (in der Regel mindestens einmal pro Jahr) zahnärztliche Kontrollen wahr. Zusätzlich können sie auch in ein individuelles Prophylaxekonzept integriert sein. Dadurch kann die Mundgesundheit langfristig aufrechterhalten werden. Veränderungen, die noch nicht mit Problemen für den Patienten verbunden sind, können frühzeitig erkannt und deren spätere Folgen für die Mundgesundheit minimiert werden. Ziel ist vor allem der Erhalt der eigenen Zähne und des Zahnersatzes. Das ist insbesondere im höheren Alter relevant, weil die Belastbarkeit für eine Behandlung und die Adaptionsfähigkeit an neuen Zahnersatz sinkt. Im Gegensatz zu einer präventionsorientierten Inanspruchnahme wird bei einer beschwerdeorientierten Inanspruchnahme der Zahnarzt erst aufgesucht, wenn konkrete Probleme vorliegen. Die Nachteile sind offensichtlich: Zum einen kommt es durch die Probleme, wie z. B. Schmerzen, direkt zu einer Verringerung der mundgesundheitsbezogenen Lebensqualität. Auch kann als Vermeidungsverhalten die Ernährung verringert oder das Ernährungsmuster geändert werden. Dieses kann sich in weiteren negativen gesundheitlichen Folgen niederschlagen. Konkret für den Mund und die Zähne ergeben sich nach Beschwerden zumeist größere Behandlungen, die nicht nur belastend sein können, sondern auch Patienten und Behandler vor große Herausforderungen stellen, wenn sich beispielsweise durch Zahnverlust das Versorgungskonzept ändern muss. Deswegen wird generell ein präventionsorientiertes Inanspruchnahmeverhalten als förderlich für die Mundgesundheit erachtet.

Laut der Health-and-Retirement-Studie aus den USA von 2006 nehmen mit zunehmendem Alter die Zahnarztbesuche ab [152]. Der Anteil der Senioren mit Zahnarztkonsultationen innerhalb der letzten 1–2 Jahre betrug demnach:
- 51–64 Jahre: 70,6 %
- 65–74 Jahre: 64,4 %
- 75 Jahre und älter: 57,4 %

Das bedeutet, dass fast die Hälfte der hochbetagten Senioren nicht mehr regelmäßig Zahnarztbesuche wahrnimmt. Zu ähnlichen Ergebnissen kam auch schon die Arizona Elderly Study, die von 1991 bis 1993 ebenfalls in den USA durchgeführt wurde [22]. In einer Kohorte von 50- bis 103-Jährigen hatte weniger als die Hälfte (46,0 %) einen Zahnarztbesuch im letzten Jahr. Demgegenüber lag bei mehr als einem Viertel (27,4 %) der letzte Zahnarztbesuch über 3 Jahre zurück. Im Kentucky Elder Oral Health Survey (USA) aus den Jahren 2002 bis 2005 lag bei pflegebedürftigen Senioren, die in der eigenen Wohnung lebten, bei fast der Hälfte (45 %) der letzte Zahnarztbesuch sogar 5 oder mehr Jahre zurück [42]. Das verdeutlicht nicht nur den Einfluss des Alters auf die Inanspruchnahme zahnmedizinischer Leistungen bei pflegebedürftigen Senioren, sondern auch die Bedeutung der Art der Unterbringung und Betreuung. Offensichtlich scheinen in Pflegeeinrichtungen etwas bessere Voraussetzungen für eine zahnmedizinische Betreuung vorzuliegen. Die sehr aktuellen Ergebnisse einer weiteren Studie aus den USA zeigen, dass in der Region Oregon bei Bewohnern von Pflegeheimen mehr als die Hälfte (54 %) im letzten Jahr keinen Zahnarzt gesehen hat [134]. Ein wichtiger Aspekt dabei mag auch sein, dass immerhin 46 % keinen regulären Zahnarzt mehr hatten. Inwieweit der niedrige Anteil von nur 26 % mit einer Zahnversicherung dabei eine Rolle spielt, kann nicht sicher beantwortet werden. Es ist aber sicherlich nicht einer Inanspruchnahme zahnmedizinischer Leistungen, wie z. B. regelmäßige Kontrollen, förderlich, wenn bei fast zwei Dritteln (74 %) der Pflegeheimbewohner diese Leistungen nicht versichert sind.

Aber auch außerhalb der USA, speziell in Europa, ist sowohl das Inanspruchnahmeverhalten als auch die -frequenz nicht wesentlich höher. Zum Teil stellt sich sogar ein noch schlechteres Bild dar. In einer älteren Untersuchung aus den Jahren 1996 und 1997 in Großbritannien hatten immerhin 70 % der einbezogenen Pflegeheimbewohner über mehr als 5 Jahre keinen Zahnarzt mehr gesehen [82]. Das entspricht einer sehr starken Unterversorgung. Gleichzeitig zeigte sich aber in spezifischen Regionen, dass sich die Versorgung innerhalb eines bestimmten Zeitraums deutlich verbessert hat. In Norwegen wurde das Inanspruchnahmeverhalten von Pflegeheimbewohnern im Jahr 1980 mit dem im Jahr 1993 verglichen [121]. Während im Jahr 1980 nur 18 % der bezahnten Senioren einen Zahnarzt innerhalb des letzten Jahres gesehen hatten, lag der Wert 1993 bei immerhin 55 %. Bei zahnlosen Senioren stieg der Wert von 7 % auf 38 %.

Relativ aktuelle Zahlen von Pflegeheimbewohnern aus Polen zeigen aber, dass 75 % keinen Zahnarztbesuch in den letzten 12 Monaten hatten [86]. Bei 42 % lag der letzte Zahnarztbesuch sogar schon über 5 Jahre zurück. Interessant ist aber nicht nur, wie wenige der Senioren regelmäßig zahnmedizinische Leistungen in Anspruch nehmen, sondern auch warum. Der wesentliche Grund war ein Behandlungsbedarf. Das entspricht einem beschwerdeorientierten Inanspruchnahmeverhalten. Lediglich 4 % hatten den letzten Zahnarztbesuch für eine reguläre Kontrolluntersuchung.

Die Situation in Deutschland ist vergleichbar. Die SHIP zeigt, dass die mittlere Kontaktrate zum Arzt mit zunehmendem Alter ansteigt, wohingegen die mittlere Kontaktrate zum Zahnarzt abnimmt [30]. Während die mittlere Kontaktrate in den letzten 12 Monaten beim Allgemeinarzt von 3,4 im Altersbereich von 20–29 Jahren über 5,2 bei 50- bis 59-Jährigen auf 9,3 bei Personen ab dem 70. Lebensjahr ansteigt, bleibt die Kontaktrate zum Zahnarzt über fast den gesamten Alterszeitraum relativ konstant (2,4 bis 2,8), bevor sie für Personen ab dem 70. Lebensjahr auf nur noch 1,7 absinkt (Tab. 5.1). Natürlich verraten diese Zahlen nichts über den Grund des Kontakts, lassen also keine eindeutige Differenzierung hinsichtlich des Inanspruchnahmeverhaltens zu.

Für Berlin konnte eine sehr interessante Studie aus den Jahren 2002 bis 2004 genauere Informationen zur präventionsorientierten Inanspruchnahme generieren [191]. Es zeigte sich, dass bei über der Hälfte (55 %) der pflegebedürftigen Senioren keine routinemäßigen Kontrolluntersuchungen durchgeführt wurden. Dieser Wert unterschied sich wiederum stark hinsichtlich der Betreuung der Senioren.

Tab. 5.1: Mittlere Kontaktrate zum Allgemeinarzt und zum Zahnarzt in den letzten 12 Monaten in verschiedenen Altersgruppen (Daten: SHIP-Studie [30])

	Altersgruppe in Jahren					
	20–29	30–39	40–49	50–59	60–69	über 70
	Mittlere Kontaktrate					
Allgemeinarzt	3,4	3,5	4,2	5,2	7,4	9,3
Zahnarzt	2,8	2,9	2,7	2,7	2,4	1,7

Wer durch ambulante Pflegedienste zuhause betreut wurde, hatte in 81 % der Fälle keine regelmäßigen zahnärztlichen Kontrollen, während dieser Wert für Senioren in Pflegeheimen bei nur 34 % lag. Die zahnärztliche Versorgung in Berliner Pflegeeinrichtungen hatte sich auch zwischen den Jahren 1989 und 2003 wesentlich verbessert [236]. So gaben die Pflegedienstleitungen der Einrichtungen im Jahr 1989 noch an, dass zahnmedizinische Kontrolluntersuchungen lediglich bei 9 % halbjährlich und bei 2 % jährlich durchgeführt würden. Im Jahr 2003 lagen diese Werte dann schon bei 23 % und bei 15 %. Sicherlich sind Angaben der Pflegedienstleitungen mit Vorsicht zu betrachten und es ist auch nicht klar, ob alle Bewohner einer Pflegeeinrichtung in die Kontrolluntersuchungen einbezogen wurden, die Daten zeigen aber zumindest eine wesentliche Verbesserung. Das wird auch dadurch deutlich, dass im Jahr 1989 lediglich 16 % der Pflegeeinrichtungen auf einen betreuenden Zahnarzt zurückgreifen konnten, während dies im Jahr 2003 die überwiegende Mehrheit (78 %) konnte.

Die aktuellsten und repräsentativsten Daten zur Inanspruchnahme zahnmedizinischer Leistungen stammen aus der DMS V [122]. In der Gruppe der Personen im Alter zwischen 75 und 100 Jahren lag bei 38 % ein beschwerdeorientiertes und bei 62 % ein kontrollorientiertes Inanspruchnahmeverhalten vor. Bei der Subgruppe der Senioren mit Pflegebedarf ergab sich aber ein anderes Bild. Hier bestand eine beschwerdeorientierte Inanspruchnahme bei immerhin 61 % und eine kontrollorientierte Inanspruchnahme nur noch bei 39 %.

Dies fügt sich zusammen mit den Erkenntnissen aus den oben aufgeführten internationalen Studien und kann eine Erklärung für die geringere Inanspruchnahme zahnmedizinischer Leistungen im Alter geben. So ist kaum zu erwarten, dass es im höheren Alter zu einer starken Verbesserung der Mundgesundheit und damit zu einem geringeren Bedarf an zahnmedizinischen Behandlungen kommt, sondern dass insbesondere die regelmäßigen Kontrolluntersuchungen im Alter weniger werden. Das bedeutet eine Verschiebung von einer präventionsorientierten hin zu einer vermehrt beschwerdeorientierten Inanspruchnahme.

5.2.1 Barrieren

Die Gründe für die geringere Inanspruchnahme zahnmedizinischer Leistungen sind vielschichtig. Zum einen nehmen Senioren den fortschreitenden Funktionsverlust häufig nicht wahr oder er wird nur als eine Altersfolge betrachtet, die vom Arzt nicht geheilt werden könne. Dabei handelt es sich um das altersspezifische „Underreporting". Allgemein werden Krankheiten und Probleme aus Furcht vor einer eingreifenden Diagnostik und Therapie verleugnet. Es herrscht eine große Diskrepanz zwischen objektivem und subjektivem Behandlungsbedarf: Die Mehrheit der Senioren hat trotz eines offensichtlich bestehenden Behandlungsbedarfs keine funktionellen Einschränkungen und sieht auch keinen Handlungsbedarf [21]. Daher werden zahnmedizinische Leistungen gar nicht oder nur beschwerdeorientiert in Anspruch genommen. Herrscht im jüngeren Alter eher eine kontrollorientierte Inanspruchnahme vor, so verschiebt sich diese hin zu einem reinen beschwerdeorientierten Verhalten. Zudem besteht eine gewisse Angst davor, medizinische Dienste in Anspruch zu nehmen. Die finanzielle Situation spielt dabei eine große Rolle. So scheuen viele Senioren die Kosten eines Zahnarztes und nehmen daher die zahnmedizinischen Leistungen nicht in Anspruch [105]. Die Angehörigen und Pflegekräfte sowie der Zahnarzt wissen oft zumeist nichts über den vorherrschenden Versorgungsstand und erfahren erst spät vom bestehenden Behandlungsbedarf. Die **psychischen Barrieren** aus Sicht der Patienten lassen sich wie folgt zusammenfassen:
- fehlende Einsicht,
- fehlende Selbstwirksamkeitsannahme,
- Selbst- und Fremdzuschreibung von Alter,
- negative Kosten-Nutzen-Bilanz,
- Ängste.

Weitere Gründe sind eine zunehmende Gebrechlichkeit und Multimorbidität der Patienten, die das Aufsuchen eines Zahnarztes erschweren. Diese **physischen Barrieren** beziehen sich dabei auf die Tatsache, dass durch die eingeschränkte Mobilität ein selbstständiger Zahnarztbesuch stark erschwert oder gar nicht mehr möglich ist. Zahnarztpraxen sind auch häufig nicht seniorengerecht.

Darüber hinaus besteht zum Teil die Ansicht, dass Zahnärzte dem Namen entsprechend nur für Zähne zuständig sind. Wenn also keine Zähne mehr vorhanden sind, muss dieser auch nicht mehr aufgesucht werden, so die (falsche) Annahme. Die Folgen dessen lassen sich empirisch belegen. In einer japanischen Studie über 6 Jahre mit Senioren ab dem 65. Lebensjahr hatte die Mehrzahl (70,4 %) der zahnlosen Senioren im Untersuchungszeitraum keinen Besuch beim Zahnarzt durchgeführt. Bei den Senioren mit Zähnen lag der Anteil bei deutlich unter der Hälfte (39,7 %) [239]. Auch der sozioökonomische Status und die mentale Gesundheit beeinflussen die Kontaktrate und die Inanspruchnahme zahnmedizinischer Leistungen. Höhere Bildung und höheres Einkommen wirken sich begünstigend auf das Inanspruchnahmeverhalten aus [38]. Hier spielt sicherlich auch die mit dem sozioökonomischer Status assoziierte Gesundheits- und Mundgesundheitskompetenz eine entscheidende Rolle. Dass bei Demenz und eingeschränkten kognitiven Fähigkeiten Personen seltener einen Zahnarzt aufsuchen, ist nachvollziehbar. Hier besteht eine starke Abhängigkeit von den betreuenden Personen, denen damit eine hohe Verantwortung zukommt.

5.3 Sozialer Gradient

Ein sozialer Gradient beschreibt die soziale Ungleichheit hinsichtlich Mortalität und Morbidität. Bezogen auf die Mundgesundheit bedeutet das, dass Personen mit niedrigerem sozioökonomischen Status, gemessen über Bildung, Beruf und Einkommen, mehr Beeinträchtigungen der Mundgesundheit in Form von beispielsweise Karies, Parodontitis und Zahnverlust aufweisen. Die soziale Ungleichheit hinsichtlich der Mundgesundheit ist ein hochaktuelles Thema [276] und es werden große Anstrengungen unternommen, die Faktoren zu identifizieren, die für die schlechtere Mundgesundheit ausschlaggebend sind.

In Deutschland besteht bei der Mundgesundheit seit vielen Jahren eine soziale Ungleichheit. So zeigte sich in den Deutschen Mundgesundheitsstudien über alle Altersgruppen ein sozialer Gradient in der Prävalenz und Ausprägung in den Mundgesundheitsindikatoren [159]. Auch wenn sich die Mundgesundheit über die Jahre generell verbessert hat, so fiel die Geschwindigkeit dieser Morbiditätsrückgänge nach Sozialschichtzugehörigkeit unterschiedlich aus. Speziell in der aktuellen DMS V waren bei den jungen Senioren im Alter von 64–74 Jahren deutliche Unterschiede im Anteil der Zahnlosigkeit zu verzeichnen [122]. Bei Senioren mit niedrigem Sozialstatus waren 16,4 % zahnlos, bei mittlerem Sozialstatus noch 6,7 % und bei hohem Sozialstatus nur noch 3,8 %.

Generell geht man davon aus, dass drei wesentliche Faktoren den Zusammenhang zwischen Sozialstatus und Gesundheit vermitteln:
– Gesundheitsversorgung,
– Gesundheitsverhalten und
– Gesundheitsbelastung.

Es ist plausibel, dass diese Faktoren auch bei pflegebedürftigen Senioren eine Rolle für die Verbesserung und Aufrechterhaltung der Mundgesundheit spielen. So kann bei niedrigerem Sozialstatus beispielsweise der Zugang zu zahnmedizinischen Leistungen, die Mundgesundheitskompetenz und die soziale Unterstützung eingeschränkt sein.

Diese Annahmen werden von vielen internationalen Studien bei pflegebedürftigen Senioren gestützt. Im Kentucky Elder Oral Health Survey hatten zahnlose Senioren durchschnittlich ein geringeres Einkommen und einen niedrigeren Bildungsgrad als Senioren mit eigenen Zähnen [42]. Insgesamt waren die Kosten einer zahnmedizinischen Behandlung und eine fehlende Zahnversicherung auch wesentliche Gründe, keine zahnmedizinische Versorgung in Anspruch zu nehmen. Ähnliche Ergebnisse zeigt die Studie aus der Region Oregon [134]. Pflegeheimbewohner mit niedriger Bildung hatten mit durchschnittlich 23,4 deutlich mehr fehlende Zähne als Personen mit mindestens einem High-School-Abschluss (14,8 fehlende Zähne). Auch der Versicherungsstatus spielte hier wieder eine große Rolle. Ohne Zahnversicherung fehlten durchschnittlich 16,9 Zähne, mit Versicherung waren es nur 10,6. In europäischen Ländern wie Deutschland mit einem Gesundheitssystem, das dem amerikanischen System nur bedingt ähnelt, weil zum einen alle Einwohner eine Krankenversicherung haben und zum anderen diese auch die Zähne und Zahnersatz mitversichert, wird der Versicherungsstatus (private gegenüber gesetzlicher Krankenversicherung) wahrscheinlich einen geringen Effekt auf die Mundgesundheit haben. In Deutschland ist es vor allem ein niedriger Bildungsstatus, der sich als Risikofaktor für eine unzureichende Inanspruchnahme zahnmedizinischer Leistungen darstellte [30]. Wobei anzumerken ist, dass diese Ergebnisse aus der bevölkerungsrepräsentativen SHIP stammen. Inwieweit dies auch auf pflegebedürftige Senioren übertragbar ist, kann nicht abschließend beantwortet werden. Es zeigt sich aber, dass der Bildungsgrad zumindest den Mundgesundheitszustand bis zum Eintritt der Pflegebedürftigkeit beeinflusst und damit effektiv auch bei Pflegebedarf.

5.4 Heimbetreuung

Die zahnärztliche Versorgungssituation von in Pflegeheimen lebenden Senioren unterscheidet sich häufig von der zuhause lebender älterer Menschen. Mit Eintritt in ein Pflegeheim nimmt die Inanspruchnahme zahnärztlicher Leistungen rapide ab, die zahnärztliche Versorgung findet oft nur noch eingeschränkt oder gar nicht statt [221]. Trotz eines hohen Behandlungsbedarfs ist die zahnärztliche Kontaktrate reduziert. Besonders bei pflegebedürftigen Menschen ist der Bedarf an zahnmedizinischen Dienstleistungen erhöht, jedoch werden diese nur unzureichend versorgt [22, 126].

Studien zeigen, dass die zahnärztliche Versorgung in Pflegeheimen nur in geringer Anzahl durchgeführt wird. Die postalische Befragung von Pflegedienstleitungen in Deutschland im Rahmen der Studie zur ärztlichen Versorgung in Pflegeheimen (SÄVIP) ergab, dass 46 % der Pflegeheime wenige oder gar keine zahnärztlichen Besuche bekamen [93]. Nur 25 % der Bewohner erhielten innerhalb von einem Jahr eine regelmäßige zahnmedizinische Betreuung. Aus einer Befragung von Pflegeheimbewohnern im Rahmen der Langzeitstudie Möglichkeiten und Grenzen selbständiger Lebensführung in vollstationären Einrichtungen (MuG-IV) geht hervor, dass mehr als die Hälfte der Bewohner im letzten Jahr keine zahnärztliche Untersuchung erhalten hatten [235]. In Senioreneinrichtungen in München wurden fast 43 % der Senioren, die länger als 1 Jahr in der Einrichtung waren, nicht mehr zahnmedizinisch betreut [21]. In Berlin hatten in den 5 Jahren vor der Befragung nur 34 % der Senioren einen

Zahnarzt gesehen [133]. Interessant dabei ist, dass sich die Zahlen über die Jahre hinweg nicht wesentlich verändern. Die größten Unterschiede hingegen gibt es zwischen verschiedenen Regionen, wobei vor allem eine Diskrepanz in der Betreuungshäufigkeit zwischen ländlichen und städtischen Pflegeeinrichtungen vorherrscht [189]. So liegt in Seniorenheimen in ländlichen Regionen der letzte Kontakt zum Zahnarzt im Mittel doppelt so lange zurück wie in einem Heim in einer Stadt.

Die Ursachen für die geringe zahnmedizinische Betreuung in vielen Pflegeheimen sind vielschichtig und können grob in Hindernisse aufseiten der Senioren, der Einrichtungen und der Zahnärzte eingeteilt werden.

5.4.1 Ursachen für Unterversorgung

Bewohner von Pflegeheimen haben im Vergleich zu „fitten" Senioren einen reduzierten Allgemeinzustand. Sie sind häufig gebrechlich, leiden unter Multimorbidität und sind oft psychisch beeinträchtigt. Ein eingeschränkter kognitiver Status sowie psychische Erkrankungen wirken sich wiederum besonders stark negativ auf die Kontaktrate aus. Letztlich sind viele Gründe für den Umzug aus der eigenen Wohnung in ein Seniorenheim auch für die Reduktion der Inanspruchnahme zahnmedizinischer Leistungen verantwortlich.

Die eingeschränkte Mobilität, eine niedrige funktionelle Kapazität und starke kognitive Einschränkungen machen es vielen Heimbewohnern unmöglich, allein einen Zahnarzt aufzusuchen. Sie müssen dafür Hilfe in Anspruch nehmen. Das beginnt bereits bei der Organisation eines Transports. Wenn dabei nicht proaktiv eine Unterstützung vonseiten des Heimes kommt, kann bereits hier der Aufwand für die Senioren zu groß sein. Des Weiteren scheuen viele Senioren etwaige Transportkosten. Außerdem ist ein Transport zum Zahnarzt aus gesundheitlichen Gründen nicht für jeden Bewohner möglich und die Vorstellung löst ein Unbehagen aus, sodass die zahnärztliche Behandlung in den eigenen vier Wänden präferiert wird [139].

Häufig scheitert der Zahnarztbesuch aber auch schon aus ganz profanen Gründen wie einem fehlenden Ansprechpartner. Durch den Umzug in ein Pflegeheim kommt es in der Regel auch zu einer Verlagerung des Lebensmittelpunkts, sei es eine andere Stadt oder ein anderer Stadtteil. Der ehemalige Hauszahnarzt kann dann oft nicht mehr direkt erreicht werden und das über Jahre aufgebaute Vertrauensverhältnis ist somit hinfällig. Wenn das Pflegeheim keinen Betreuungszahnarzt hat und hier nicht von Angehörigen oder vonseiten des Heimes ein Zahnarzt vermittelt wird, müssen sich die Senioren selbst informieren und auf die Suche machen. Viele sind damit überfordert und scheitern daran, oft auch aus Angst vor dem eigenen Versagen oder vor Neuem.

Aufgrund der häufig anzutreffenden starken Beeinträchtigungen der Allgemeingesundheit kann es auch zu einem Bedeutungsverlust der Mundgesundheit und dadurch zu einer selteneren Inanspruchnahme kommen. Senioren, die vor Eintritt in ein Pflegeheim der oralen Gesundheit keine Wertschätzung entgegengebracht haben, ändern dies auch später nicht mehr. Hinzu kommt ein verbreiteter Mangel an Wissen und Informationen über die hohe Relevanz der regelmäßigen zahnmedizinischen Versorgung [243]. Der Zusammenhang von Mundgesundheit und dem allgemeinen gesundheitlichen Zustand ist nicht bewusst und deshalb wird ein Zahnarztbesuch auch nicht als zwingend notwendig angesehen. Diese Defizite in der Gesundheitskompetenz stellen somit nicht nur einen Grund für eine geringe Inanspruchnahme zahnmedizinischer Leistungen dar, sondern können sich indirekt auch negativ auf die Allgemeingesundheit auswirken. Hier besteht in allen Altersgruppen Informationsbedarf.

Die Mitarbeiter in Pflegeheimen stehen vor großen Herausforderungen in einem schwierigen Bedingungsgefüge. Daher ist die Leistung der Pflegekräfte nicht hoch genug einzuschätzen. Aber es gibt auch Defizite, die die zahnmedizinische Betreuung der Heimbewohner erschweren oder verhindern. Die Ausbildung der Pflegekräfte deckt nur einen kleinen Bereich der Zahnmedizin ab, weshalb diese häufig mit mundbezogenen Problemen überfordert sind. Die eigene Erfahrung zeigt, dass Pflegekräfte häufig nicht wissen, wie eine Prothese aussieht, ob die Heimbewohner eine Prothese tragen und wie damit umzugehen ist. Die Mund- und Prothesenhygiene der Bewohner kann nicht adäquat unterstützt werden und die Notwendigkeit einer zahnmedizinischen Behandlung wird häufig nicht erkannt. Durch Anpassung der Ausbildung und das Integrieren von Schulungsprogrammen könnte hier langfristig Abhilfe geschaffen werden, die zu einer verbesserten zahnmedizinischen Versorgung der Bewohner beitragen würde. Wie konkret diese Schulungsprogramme aussehen könnten und welcher konkrete Effekt zu erwarten wäre, kann momentan noch nicht beantwortet werden. Dazu ist die Datenlage bisher nicht ausreichend [8]. Hinzu kommen auch organisatorische Herausforderungen, die eine zahnmedizinische Betreuung erschweren. Pflegekräfte beschreiben es als schwierig, Termine für die Bewohner zu vereinbaren, weil die Organisation des Transports aufwendig sei und die Zeit dafür oft fehle [139]. Außerdem sei die Nachfrage sehr gering und selbst bei Beschwerden wäre eine Behandlung oft nicht gewünscht.

Aus Sicht der Zahnärzte ist die zahnärztliche Untersuchung von Senioren in Pflegeheimen mit einem hohen administrativen Aufwand verbunden, der im Vergleich zur Behandlung in der eigenen Praxis nicht adäquat vergütet wird und somit die Besuche der Pflegeeinrichtungen aus finanzieller Sicht als unattraktiv erscheinen lässt [190]. Zudem verfügen viele Zahnärzte nicht über die apparative und personelle Ausstattung, um regelmäßige Heimbesuche durchführen zu können, sodass für die Bewohner oft keine Möglichkeit der mobilen zahnmedizinischen Versorgung besteht. Auch existieren häufig theoretische Defizite aufseiten der Zahnärzte hinsichtlich der speziellen Anforderungen bei der Behandlung von Senioren und speziell von Pflegeheimbewohnern. Dieser wahrgenommene Mangel an Kompetenz führt zur Vermeidung der entsprechenden Situationen. Ebenso stellt die Konfrontation mit dem Alter und mit alten und gebrechlichen Menschen zum Teil eine Herausforderung, wenn nicht gar Belastung dar, die man vermeiden möchte.

Somit stellen organisatorische, monetäre, fachliche, psychosoziale und ethische Gründe die wesentlichen Barrieren für Zahnärzte bei der zahnärztlichen Versorgung von Pflegeheimbewohnern dar.

6 Versorgungskonzepte

Die oben beschriebene unzureichende Versorgungssituation verbunden mit den verschiedenen Barrieren für die Inanspruchnahme zahnmedizinischer Leistungen macht deutlich, dass bei alten, multimorbiden und immobilen Menschen Versorgungskonzepte notwendig sind, die sich an die individuellen Bedürfnisse und Möglichkeiten der Betroffenen anpassen.

Im Gegensatz zum jungen, gesunden und selbstständigen Patienten muss bei den Senioren die Anamnese und Befunderhebung wesentlich umfangreicher erfolgen und zusätzliche wichtige Aspekte beinhalten. Neben der Bestimmung der Belastbarkeitsstufe und der funktionellen Kapazität wird daher ein geriatrisches Assessment empfohlen. Dadurch können auch allgemeinmedizinische Probleme wie z. B. zu niedriger BMI, Abnahme der kognitiven Fähigkeiten etc. frühzeitig erkannt und die zuständigen Fachdisziplinen konsultiert werden. Die interdisziplinäre Ausrichtung ist Grundlage für eine optimale Versorgung des Patienten. Mithilfe der funktionellen Kapazität kann ein individuell auf den jeweiligen Patienten zugeschnittener Behandlungsplan erstellt und umgesetzt werden.

Durch den Wandel der Versorgungssituation, wie die DMS-V-Studie zeigt (siehe Kap. 3.1), sind bei immer mehr Senioren im Gegensatz zu früher mehr eigene Zähne erhalten. Die bis vor ein paar Jahren noch übliche Totalprothese bei alten Menschen wird vermehrt durch hochwertigen und komplexen Zahnersatz abgelöst. Dieser bedarf einer gründlichen und regelmäßigen Pflege, um einen langfristigen Erfolg zu sichern. Daher hat bei alten Menschen nicht nur die Primärprävention, sondern auch die Sekundär- und speziell die Tertiärprävention eine besondere Bedeutung.

Wie bereits beschrieben, kann man sich beim Erkennen eines zahnmedizinischen Behandlungsbedarfs oft nicht auf die Angaben der alten Menschen verlassen. Auch werden kaum regelmäßige Vorsorgeuntersuchungen zur Früherkennung von Behandlungsbedarf durchgeführt. Daher besteht hier die Notwendigkeit, auf Beobachtungen und Einschätzungen von Bezugspersonen wie Angehörigen oder Pflegekräften und von Vertretern anderer Fachrichtungen wie den Allgemeinärzten zurückzugreifen. Die Ausbildung eines Netzwerks zu anderen Fachdisziplinen ist für die Aufrechterhaltung sowie Verbesserung des Inanspruchnahmeverhaltens hilfreich. Senioren haben durch die häufig vorliegende Multimorbidität regelmäßigen Kontakt zu Allgemeinärzten, auf die sie angewiesen sind und denen sie vertrauen. Diese können den Patienten motivieren, regelmäßig einen Zahnarzt für Kontrolluntersuchungen aufzusuchen. Da der Hinweis von ihrem vertrauten Arzt kommt, wird dieser Empfehlung eher nachgegangen als der von anderen Personen. Der behandelnde Zahnarzt kann dem Hausarzt wiederum eine kurze Rückmeldung über den Mundgesundheitszustand des Patienten geben, die ggf. Auswirkungen auf die weitere allgemeinmedizinische Versorgung hat. Die interdisziplinäre Vernetzung und Zusammenarbeit ist ein wichtiger Baustein für eine langfristig erfolgreiche allgemeinmedizinische und zahnärztliche Therapie.

Auch wenn die zahnmedizinische Betreuung und Behandlung von alten Menschen oft eine große Herausforderung darstellt, gibt es technische Möglichkeiten, die diese erleichtern. Auch wurden vielfältige Anstrengungen unternommen, um mittels spezieller Konzepte der noch immer bestehenden zahnmedizinischen Unterversorgung entgegenzuwirken.

6.1 Funktionelle Kapazität

Eine gute Möglichkeit, die zahnmedizinische Betreuung bei älteren Personen zu planen, beinhaltet die Bestimmung der zahnmedizinischen funktionellen Kapazität [188]. Diese setzt sich zusammen aus der Bewertung der Therapiefähigkeit, der Mundhygienefähigkeit und der Eigenverantwortlichkeit (Tab. 6.1). Basierend auf diesen drei Komponenten wird für jeden Patienten individuell eine Belastbarkeitsstufe ermittelt.

Tab. 6.1: Zahnmedizinische funktionelle Kapazität [17]

Belastbarkeitsstufe	Therapiefähigkeit	Mundhygienefähigkeit	Eigenverantwortlichkeit
BS 1	Normal	Normal	Normal
BS 2	Leicht reduziert	Leicht reduziert	Normal
BS 3	Stark reduziert	Stark reduziert	Reduziert
BS 4	Keine	Keine	Keine

Die jeweils stärkste Beeinträchtigung der Therapiefähigkeit, der Mundhygienefähigkeit oder der Eigenverantwortlichkeit bestimmt die Belastbarkeitsstufe.

6.1.1 Therapiefähigkeit

Die Frage der Therapiefähigkeit bezieht sich darauf, ob eine zahnmedizinische Behandlung ohne Beeinträchtigungen durchgeführt werden kann. Als Vergleich dient dabei der gesunde, nicht eingeschränkte Patient. Aspekte der Therapiefähigkeit sind u. a. Lagerungsmöglichkeiten während der Behandlung, Anzahl und Länge der Behandlungstermine sowie Einschränkungen der Mundöffnung in Umfang und Dauer. Senioren, die nicht in einem zahnärztlichen Behandlungsstuhl Platz nehmen können oder aufgrund von körperlichen Beeinträchtigungen sich nicht so lagern lassen, dass ein guter Blick und Zugang zur Mundhöhle besteht, weisen eine reduzierte Therapiefähigkeit auf. Auch die Anzahl und Länge möglicher Behandlungstermine kann die Therapiefähigkeit beeinflussen. Speziell die Versorgung mit Zahnersatz bedarf oft mehrerer Termine von zum Teil erheblichem Umfang. Bei Senioren, die nicht selbstständig in die Zahnarztpraxis kommen können, sind häufig nicht so viele Konsultationen möglich. Ist durch psychische oder körperliche Beeinträchtigungen ein stabiles Offenhalten des Mundes nicht möglich, sind viele zahnmedizinische Behandlungen, die ein hohes Maß an Präzision erfordern, nur noch stark eingeschränkt durchführbar. All diese Faktoren müssen deswegen bei der Wahl des zahnmedizinischen Behandlungskonzepts und des Therapiemittels berücksichtigt werden.

6.1.2 Mundhygienefähigkeit

Eine adäquate Mundhygiene ist ein wesentlicher Pfeiler in der zahnmedizinischen Prävention. Auch kann Zahnersatz nur bei Patienten hergestellt werden, bei denen die Mundhygiene gesichert ist. Ansonsten wäre die Prognose des Zahnersatzes schlecht und würde nicht den Aufwand und die Kosten rechtfertigen. Als erstrebenswerte Norm ist definiert, dass Patienten in der Lage sind, ein individualprophylaktisches Mundhygienekonzept selbstständig umzusetzen. Das beinhaltet, dass Patienten die kognitiven Fähigkeiten besitzen, die Instruktionen für die optimale Mundhygiene zu verstehen und dass sie die manuellen Fertigkeiten aufweisen, die Instruktionen auch umzusetzen. Neben der täglich mehrmaligen Pflege der Zähne und Weichgewebe wie der Zunge ist im höheren Alter auch zunehmend abnehmbarer Zahnersatz in Form von Teil- und Totalprothesen vorhanden. Auch diese müssen gründlich gereinigt werden können. Bei leicht reduzierter Mundhygienefähigkeit durch Sehstörungen oder nachlassende manuelle Fertigkeiten kann häufig mittels altersgerechter Mundhygieneartikel geholfen werden. Wenn auch damit keine adäquate Mundhygiene möglich ist, muss ein Betreuungskonzept entwickelt werden, das die Pflegekräfte einbindet und engmaschige Kontrollen durch den Zahnarzt und sein Team (z. B. Prophylaxeassistenz) beeinhaltet. Generell muss bei der Herstellung von neuem Zahnersatz auf die Hygienefähigkeit geachtet werden, um es den Senioren nicht unnötig schwer zu machen. Konkret werden die Belastbarkeitsstufen wie folgt eingeteilt:
1. Eigenständige suffiziente Mundhygiene, reguläres Präventionsprogramm
2. Eigenständige kompromittierte Mundhygiene, individualisiertes Präventionsprogram mit engmaschigen Recall-Terminen und Mundhygieneinstruktionen
3. Eigenständige Mundhygiene unzureichend, Nachputzen durch Pflegepersonal notwendig
4. Eigenständige Mundhygiene nicht möglich, Pflegepersonal muss Mundhygiene komplett übernehmen

6.1.3 Eigenverantwortlichkeit

Unter Eigenverantwortlichkeit wird zusammengefasst, wie selbstbestimmt eine Person lebt und ob sie noch alle Dinge des täglichen Bedarfs selbst erledigen kann. Dies beinhaltet insbesondere die Möglichkeit der informierten Entscheidung und der Geschäftsfähigkeit. Neben der Orientierung in Ort und Zeit ist speziell für die zahnmedizinische Betreuung wichtig, ob die Person Termine eigenständig wahrnehmen und organisieren kann. Dies ist nicht nur für umfangreiche Rekonstruktionen mit Zahnersatz notwendig, sondern auch für regelmäßige Kontrolltermine. Bei reduzierter Eigenverantwortlichkeit muss die terminliche Koordination von extern, wie beispielsweise dem Zahnarzt, organisiert und kontrolliert werden. Auch kann es notwendig werden, die Personen direkt in ihrem persönlichen Umfeld aufzusuchen, um Fragen der Terminwahrnehmung in der Praxis zu vermeiden. Ist die Eigenverantwortlichkeit so weit eingeschränkt, dass die Person nicht mehr geschäftsfähig ist und damit auch keine Entscheidungen für sich selbst mehr treffen kann, muss der gesetzliche Betreuer zwingend hinzugezogen werden, was die Abläufe deutlich komplexer gestalten kann.

6.2 Geriatrisches Assessment

Das geriatrische Assessment ist ein multidimensionaler und interdisziplinärer diagnostischer Prozess. Medizinische, psychosoziale und funktionelle Probleme und Ressourcen älterer Menschen werden systematisch erfasst. Es sollte vor allem bei Gebrechlichen und bei kognitiven Einschränkungen durchgeführt werden, um eine fundierte Einschätzung der physischen und psychosozialen Gesundheit zu erhalten. Auf dessen Grundlage kann ein individualisierter Therapieplan erstellt werden.
Folgende Dimensionen werden betrachtet:
- **Physische Gesundheit** (medizinische Diagnostik, Ernährungszustand, Medikamentenanamnese etc.)
- **Psychische Gesundheit** (Depressivität, kognitive Funktionen etc.)
- **Selbsthilfestatus** (Aktivitäten des täglichen Lebens, Mobilität etc.)
- **Soziale Gesundheit** (soziale Kontakte)
- **Soziales Netz** (soziale Unterstützung)
- **Informationen zu Wertvorstellungen** (persönliche Wünsche und Ressourcen)

Das geriatrische Assessment wird in zwei Schritten durchgeführt: Zuerst erfolgt ein Screening mittels Fragebogen, in dem der weitere Untersuchungsbedarf ermittelt wird [184]. Dabei wird erfragt, ob u. a. Einschränkungen bei Hören und Sehen, Ernährung, gewohnten Aktivitäten oder emotionalem Befinden vorliegen. Werden Probleme identifiziert, schließt sich das Basis-Assessment an. Dieses setzt sich u. a. aus den folgenden Tests zusammen:
- Sozialfragebogen (z. B. SOS Hochzirl) [185]
- Tinetti-Test (Messung des Sturzrisikos) [266]
- Timed-up-and-go-Test (Mobilitätstest) [211]
- Messung der Handkraft [54]
- Barthel-Test (Messung der Selbstständigkeit) [150]
- Mini-Mental-Status-Test (Gedächtnistest nach Folstein) [81]

- Geriatrische Depressionsskala (Geriatric Depression Scale [GDS]) [10, 290]
- Uhrentest (Uhren-Zeichen-Test nach Shulman) [242]

Die Tests sind langjährig erprobt und werden international von der britischen und amerikanischen Gesellschaft für Geriatrie empfohlen. Sie haben eine hohe Aussagekraft bezüglich der Einschätzung der funktionellen Fähigkeiten sowie des sozialen und ökonomischen Umfelds des Patienten. Der Zeitaufwand beträgt ca. 45–60 Minuten und schließt, falls notwendig, eine weiterführende Diagnostik sowie die Therapieplanung an.

Ziel ist es, einen optimierten und individuellen Behandlungsplan für den Patienten zu erstellen. Die Versorgung soll ganzheitlich erfolgen und die bestehenden Erkrankungen und funktionellen Einschränkungen berücksichtigen. So können die allgemein- sowie zahnmedizinischen Versorgungen optimiert und langfristig zu verbesserten Behandlungsergebnissen führen, weil aufbauend auf den Ergebnissen des geriatrischen Assessments individueller auf die Patienten eingegangen und eine speziell abgestimmte Therapie erfolgen kann. Zudem können Schwächen in funktioneller und sozialer Hinsicht aufgegriffen und durch eine intensive und auf den Patienten zugeschnittene Betreuung verbessert werden, sodass eine größtmögliche Selbstständigkeit wiederhergestellt und erhalten werden kann. Dies hat häufig den Wechsel in eine Pflegeeinrichtung als Voraussetzung, weil dort eine verbesserte Betreuung und optimierte Lebensbedingungen für Senioren vorherrschen. In der Summe der Maßnahmen hilft dies, die Lebensqualität der Senioren langfristig zu verbessern.

6.3 Prävention

Die Förderung der Gesundheit und die damit einhergehende Prävention im Alter erlangen einen hohen Stellenwert in der medizinischen und zahnmedizinischen Versorgung. Ziel dabei ist es, bis ins hohe Alter gesund zu bleiben und eine gute Lebensqualität zu erhalten.

In den Bereich der **Primärprävention** fallen dabei insbesondere alle Maßnahmen zur Verbesserung und Aufrechterhaltung der Mundhygiene. Im Idealfall sollte diese von den Personen selbst durchgeführt werden. Dabei stellen sich aber gerade im höheren Alter vielfältige Herausforderungen:
- nachlassende Sehschärfe,
- nachlassendes Riechvermögen,
- ungeschickte Feinmotorik,
- mangelnde Aufnahmefähigkeit für Erläuterungen und
- mangelnder Aufnahmewille.

Dies führt dazu, dass alte Menschen Mängel in der Mundhygiene oft nicht wahrnehmen können. Das manuelle Geschick ist ebenfalls betroffen und resultiert in der unzureichenden Möglichkeit, die Mundhygiene noch adäquat durchzuführen. Erklärungen und Hinweise zur Verbesserung der Mundhygiene können und wollen zum Teil nicht aufgenommen werden. Daher ist die Mundhygienefähigkeit nicht nur stark eingeschränkt, es herrscht auch häufig eine starke Diskrepanz zwischen der eigenen Wahrnehmung („Aber ich putze meine Zähne doch regelmäßig.") und dem vorliegenden Befund. Erschwerend kommen im hohen Alter der Rückgang des Zahnfleischs, die zunehmende Anzahl von Füllungen, Kronen und Brücken sowie Verankerungselementen von Teilprothesen hinzu. Durch den Rückgang des Zahnfleischs liegt zunehmend das relativ weiche Wurzeldentin frei, was bei unzureichender Mundhygiene zur schwer zu behandelnden Wurzelkaries führen kann. Ränder von Füllungen und Kronen sind generell Prädilektionsstellen von Sekundärkaries, weil sich an diesen Übergängen vermehrt Zahnbelag bilden kann und häufig auch Randspalten bestehen. Als Verankerungselement von Teilprothesen sind insbesondere Klammern aus präventiven Gesichtspunkten ungünstig, weil diese Retentionsstellen für Speisereste und Zahnbelag darstellen.

Daher ist im Sinne einer **Sekundärprävention** bei alten Menschen eine regelmäßige Kontrolle besonders wichtig. Durch dieses präventionsorientierte Inanspruchnahmeverhalten kann ein Behandlungsbedarf frühzeitig erkannt und größere, aufwendige und belastende Behandlungen vermieden werden.

Aufgrund der geringen Adaptationsfähigkeit der Senioren ist die Neuversorgung mit prothetischem Zahnersatz oft nicht mehr möglich, was alle Beteiligten vor große Probleme stellt. Ausgeprägte physische und psychische Belastungen der Senioren sind die Folge. Daher gehört es im Sinne der **Tertiärprävention** zu einer optimalen Versorgung eines älteren Patienten, dass die zahnmedizinische Versorgung unter Berücksichtigung der Nachsorgekompetenz erfolgt. Das bedeutet, dass bereits im Vorfeld geklärt wird, wie die Nachsorge nach Versorgung mit z. B. neuem Zahnersatz gestaltet wird. Ist der Patient nicht mehr in der Lage, die Mund- und Prothesenhygiene richtig durchzuführen, oder kann der Patient die Recall-Termine nicht mehr selbstständig wahrnehmen, muss schon bei der Therapieplanung festgelegt werden, wer in Zukunft für die häusliche mundbezogene Hygiene und die Inanspruchnahme zahnärztlicher Recalls zuständig ist. Der Zahnersatz sollte so geplant sein, dass dieser ohne große Umstände an neue Situationen angepasst werden kann. Das bedeutet, dass schon beim rüstigen Senioren der Zahnersatz so gestaltet werden sollte, dass dieser auch später bei Multimorbidität und Gebrechlichkeit weiter in modifizierter Form in Funktion bleiben kann. Das erfordert eine langfristige Ausrichtung der Therapie. Es sichert aber, dass der Patient sich an den Zahnersatz adaptieren kann, wenn er dazu noch in der Lage ist. Später sind dann nur noch kleinere Umarbeitungen durchzuführen, die leicht toleriert werden können.

6.3.1 Kooperationen

Um die zahnmedizinische Prävention bei alten und gebrechlichen Menschen in Pflegeeinrichtungen optimal durchführen zu können, ist eine Kooperation zwischen allen Beteiligten notwendig, wobei jedem Beteiligten spezifische Aufgaben zukommen. Auf der einen Seite obliegt dem Zahnarzt neben der Verhütung und Behandlung von Erkrankungen die Instruktion und Überwachung seiner Mitarbeiter. Diese wiederum führen regelmäßig Instruktionen und Motivationen für eine adäquate Mundhygiene der Heimbewohner durch. Des Weiteren erfolgen Kontrollen der Mundhygiene und bei Bedarf auch Remotivationen. Auf der anderen Seite muss die Pflegedienstleitung (PDL) dafür sorgen, dass das Pflegepersonal ausreichend für die Aufgaben geschult ist. Eine weitere wichtige Funktion der PDL ist die Sicherstellung einer ausgewogenen Ernährung der Senioren. Das Pflegepersonal muss je nach Bedarf und Mundhygienefähigkeit Hilfestellungen bei der Mund- und Prothesenhygiene leisten oder diese selbst durchführen. Auffälligkeiten am Zustand der Zähne, der Mundschleimhaut und des Zahnersatzes sollten zeitnah an den behandelnden Zahnarzt weitergeleitet werden, damit diese frühzeitig behandelt werden können.

6.3.2 Mundhygiene

Um den alten Menschen die selbstständige Mund- und Zahnpflege möglichst lange ermöglichen zu können, kann diese durch entsprechende Hilfsmittel unterstützt werden. Dazu zählen u. a. spezielle Modifikationen für den Griff der Zahnbürste. Häufig sind die alten Menschen nicht mehr in der Lage, die normalen, relativ grazilen Griffe der im Handel erhältlichen Zahnbürsten richtig zu greifen. Ursachen dafür können

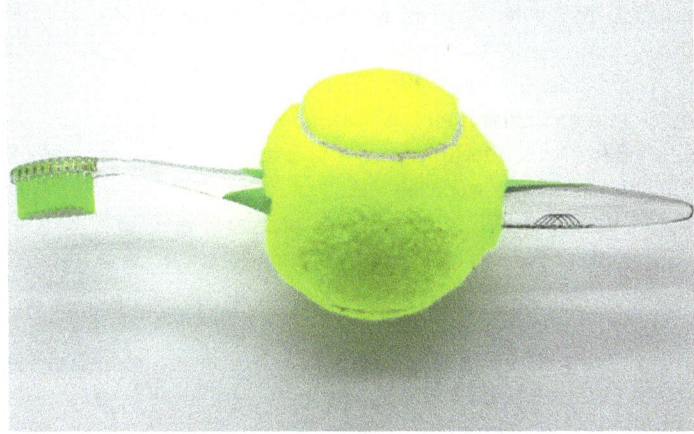

Abb. 6.1: Zahnbürste mit Tennisball am Griff

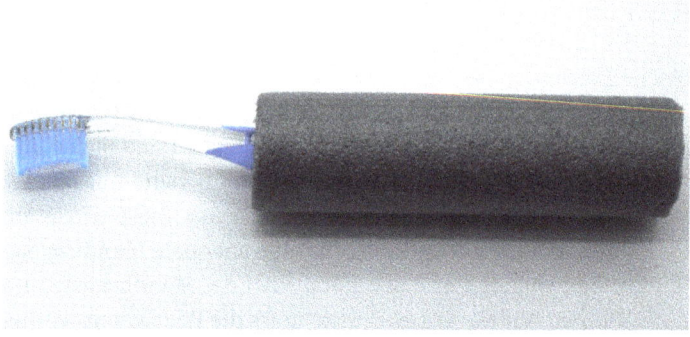

Abb. 6.2: Zahnbürste mit Rohrisolierung am Griff

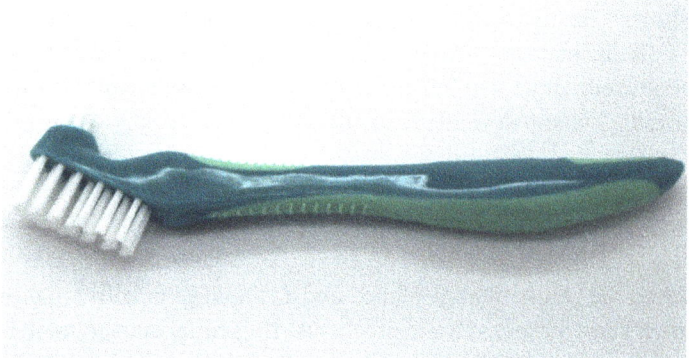

Abb. 6.3: Spezielle Bürste zur Reinigung von Zahnprothesen

u. a. Arthrose oder Gicht in den Fingergelenken sein. Mögliche Griffhilfen reichen von einem einfachen Tennisball, durch den die Zahnbürste gesteckt wird, und Rohrisolierungen aus Kunststoff, in die statt eines Rohres die Zahnbürste eingefügt wird (Abb. 6.1 und Abb 6.2), bis hin zu individuell hergestellten Griffen aus Kunststoff. Dafür wird von der Hand im geschlossenen Zustand eine Abformung genommen, die dann im zahntechnischen Labor in Kunststoff überführt wird. Die Zahnbürste kann in den Griff hineingesteckt und auch regelmäßig gewechselt werden.

Bei bestehenden abnehmbaren Teilprothesen und Totalprothesen kann die Reinigung durch spezielle Prothesenbürsten erleichtert werden (Abb. 6.3). Diese Bürsten sind so geformt, dass die Borsten auch in die schwer zugänglichen Bereiche auf der Prothesenunterseite (Abb. 6.4) gelangen und eine suffiziente Reinigung der Prothese durchgeführt werden kann. Besonders zu beachten bei der Reinigung unter fließendem Wasser ist, dass die Prothese beim Fallenlassen ins Waschbecken zerbrechen kann. Diese Gefahr wird reduziert, wenn entweder ein Handtuch ins Waschbecken gelegt wird oder noch einfacher das Waschbecken mit Wasser gefüllt ist.

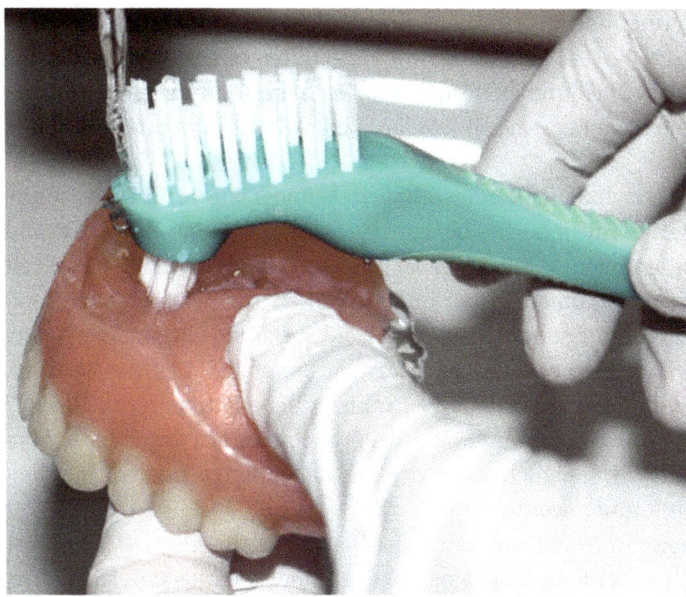

Abb. 6.4: Reinigung einer Oberkiefer-Totalprothese unter fließendem Wasser mit spezieller Prothesenbürste

Gerade bei Totalprothesen besteht die Gefahr, die Prothesen der pflegebedürftigen Senioren bei der Zahnreinigung zu verwechseln. Daher kann es hilfreich sein, wenn der Name des Eigentümers in die Prothesen eingearbeitet wird (Abb. 6.5). Das erleichtert auch die spätere Wiederzuordnung, wenn die Prothesen mehrerer Bewohner gleichzeitig eingesammelt wurden, um beispielsweise in der Zahnarztpraxis oder im Dentallabor professionell gereinigt zu werden.

Insbesondere bei Bewohnern in Pflegeheimen und bei gebrechlichen sowie kognitiv eingeschränkten Senioren kommt den Pflegekräften eine große Bedeutung

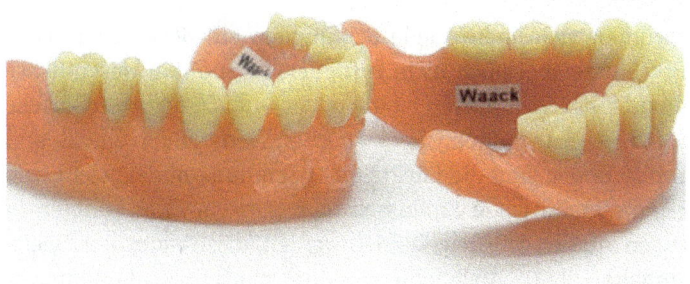

Abb. 6.5: Totalprothesen für Ober- und Unterkiefer mit eingearbeitetem Namensschild

bei der Aufrechterhaltung der Mundhygiene und Früherkennung von zahnmedizinischem Behandlungsbedarf zu. Da bei vielen Pflegekräften offensichtliche Defizite im Wissen zu Mundgesundheit und Mundhygiene bestehen, sind verschiedene Schulungsansätze und -unterlagen entwickelt worden. Einige davon sollen anschließend vorgestellt werden.

Unter der Schirmherrschaft der Bundeszahnärztekammer wurde für Deutschland das „Handbuch der Mundhygiene für betagte Menschen, chronisch Kranke und Menschen mit Behinderungen – Ein Ratgeber für das Pflegepersonal" entwickelt (www.bzaek.de). Darin wird, unterlegt mit Bildern und kurzen Texten, das wesentliche Grundwissen zu Mundgesundheit und -hygiene vermittelt. Besonders positiv ist, dass es kostenfrei bezogen werden kann. Darüber hinaus gibt es von der Bundeszahnärztekammer die Patientenbroschüre „Zahnärztliche Betreuung zu Hause", in der Pflegebedürftige, Angehörige und Mitarbeiter ambulanter Pflegedienste kurz und übersichtlich über die Möglichkeiten der aufsuchenden zahnmedizinischen Betreuung zu Hause informiert werden.

Ein deutlich höherer Aufwand wurde von der Deutschen Gesellschaft für Alterszahnmedizin (DGAZ) bei der Erstellung eines eigenen Informationsmaterials betrieben (www.dgaz.org). Das elektronische, auf einer CD-ROM verfügbare Fortbildungs- und Lehrprogramm „Gesund im Alter – auch im Mund" richtet sich wie die Materialien der Bundeszahnärztekammer an Pflegekräfte, Ärzte und pflegende Angehörige. Es muss aber käuflich erworben werden. Das Programm gliedert sich in vier Bereiche:

1. „Zähne von A bis Z" – Einführung in die Zahn-, Mund- und Kieferheilkunde
2. „Mundkrankheiten" – Vernachlässigung der Mundgesundheit
3. „Schutz für Zähne und Zahnfleisch" – Was kann ich für meine Mundgesundheit tun?
4. „Mundhygiene in der Pflege" – Was kann ich für pflegebedürftige Menschen tun?

Damit werden umfangreich theoretisches Grundwissen zu Bestandteilen und Erkrankungen der Mundgesundheit vermittelt sowie praktische Anleitungen zu eigenen Handlungsweisen und auch für die Mund- und Zahnpflege von Pflegebedürftigen gegeben.

Darüber hinaus wurden viele individuelle Schulungen entwickelt und getestet. Bisher sind die Ergebnisse aber noch nicht zufriedenstellend. Ein wesentliches Problem bei der Evaluation der Schulungen ist die oft unzureichende methodische Qualität der Studien. Ohne eine randomisierte Zuordnung der Intervention und ohne suffiziente Kontrollgruppen sind die Effekte einer Schulung nur schlecht vom Zufall oder von anderen methodischen Einflüssen abzugrenzen. Zwar konnten in methodisch hochwertigen Studien Effekte gefunden werden, diese waren aber meist klein und nicht langanhaltend [293]. Auch fehlen Studien zu wichtigen Endpunkten wie der physischen Mundgesundheit oder der mundgesundheitsbezogenen Lebensqualität [8]. Die meisten Studien untersuchten lediglich Aspekte der Zahn- und

Prothesenhygiene. Eine weitere Limitation bestehender Studien ist, dass zumeist komplexe Interventionen untersucht wurden. Das bedeutet, es handelte sich nicht um eine einzelne Maßnahme, sondern um ein komplexes Programm aus mehreren Einzelinterventionen. Das macht den Vergleich verschiedener Studien schwierig und erlaubt es nicht, effektive von uneffektiven Interventionen abzugrenzen. Daher lässt sich bisher kein Schulungsprogramm nennen, das wirklich nachhaltig die Mundgesundheit von pflegebedürftigen Menschen verbessert und auf zufriedenstellendem Niveau erhält.

Zu beachten ist auch, dass die meisten (wenig erfolgreichen) Schulungen in bereits etablierten Strukturen platziert wurden. Es wurde versucht, in Pflegeheimen den Wissensstand und die Handlungsweisen der Pflegedienstleitungen und der Pflegekräfte zu ändern. Das ist sicherlich ein Ansatz, um kurzfristig Veränderungen zu erreichen. Die bisherigen Ergebnisse zeigen aber, dass sowohl die Effekte als auch die Nachhaltigkeit stark eingeschränkt sind. Einen anderen Ansatz stellen Veränderungen in der Ausbildung der Pflegekräfte dar. Dabei wird schon ganz am Anfang der beruflichen Ausbildung und Entwicklung angesetzt. So wurden in dem Modellprojekt „AzuBiss" der Zahnärztekammer Sachsen-Anhalt (www.zaek-sa.de) in Kooperation mit einer Berufsschule Aspekte der Ausbildung zur zahnärztlichen Fachangestellten (ZFA) und zum Altenpfleger kombiniert. So begleiteten die angehenden ZFA die Auszubildenden für Altenpflege in ein Pflegeheim und konnten so schon spezifische Erfahrungen sammeln. Im Gegenzug wurden die künftigen Altenpfleger u. a. in Mundhygienemaßnahmen und zahnmedizinischer Behandlung unterwiesen. Dadurch verfügen die Altenpfleger später über ein fundiertes Grundwissen, um sich besser um die Mundhygiene und Mundgesundheit der alten Menschen kümmern zu können. Inwieweit diese Effekte aber langfristig zu einer besseren Mundgesundheit und optimalen zahnmedizinischen Versorgungssituation führen, ist bisher nicht untersucht. Es zeigt aber das Bestreben der zahnmedizinischen Fachgesellschaften und Berufsverbände, das bekannte Problem der zahnmedizinischen Unterversorgung anzugehen.

Inwieweit die alten Menschen ihre Mundhygiene eigenständig durchführen können oder entsprechende Hilfe benötigen, ist Bestandteil der Bestimmung der Mundhygienefähigkeit im Rahmen der zahnmedizinischen funktionellen Kapazität [188]. Generell gilt aber unabhängig von der Mundhygienefähigkeit, dass die Zahnreinigung regelmäßig kontrolliert und professionell durchgeführt werden sollte. Während die reine Entfernung von Zahnstein über die GKV einmal pro Jahr erstattet wird, so ist eine professionelle Zahnreinigung (PZR) mit individualisierten Mundhygieneinstruktionen auch bei pflegebedürftigen Menschen bisher nur regulärer Bestandteil des Leistungskatalogs der PKV. Über Bonusprogramme oder Zusatzversicherungen kann aber auch bei Patienten im GKV-System die PZR erstattet werden. Empfohlen wird als reguläres Präventionsprogramm eine halbjährliche Kontrolle und bei Bedarf eine Reinigung. Bei Personen mit eingeschränkter Mundhygienefähigkeit müssen die Recall-Termine engmaschiger mit Abständen zwischen 2 und 3 Monaten erfolgen.

Aspekte der täglichen Mundhygiene, welche von nichtpflegebedürftigen Menschen selbstständig ausgeführt werden können, sind entsprechend der Kooperationsverträge nach § 119b Sozialgesetzbuch (SGB) Fünftes Buch (V) bei pflegebedürftigen Menschen fester Bestandteil der Grundpflege und können von Pflegekräften oder ZFA, Zahnmedizinischen Prophylaxeassistenz (ZMP) oder Dentalhygienikerin (DH) begleitet bzw. erbracht werden. Dies beinhaltet aber explizit nur die Reinigung der Zähne mit einer Zahnbürste, der Interdentalräume mit Zahnseide oder Interdentalbürsten sowie der Zunge mit einer Zungenbürste. Leistungen, die darüber hinausgehen wie Entfernung des Zahnsteins oder eine PZR, zählen nicht dazu. Dies sind originär zahnärztliche Leistungen und nur in Anwesenheit des Zahnarztes delegierbar. Das bedeutet, sie können von einer geschulten ZFA, ZMP oder DH durchgeführt werden, wenn der Zahnarzt dies anordnet und die Leistungen dergestalt verantwortet, dass sie entweder unter seiner Aufsicht oder nach seiner fachlichen Weisung erbracht werden. Der Vorteil einer geschulten ZFA, ZMP oder DH ist neben der Qualifikation für diese Tätigkeit, dass kein Zahnarzt unmittelbar notwendig ist. Die ZFA, ZMP oder DH kann die Leistung selbstständig durchführen. Das verringert den administrativen Aufwand und senkt die Kosten für den Leistungserbringer beträchtlich. Da der Zahnarzt die Leistungen delegiert, sind aber rechtliche und organisatorische Aspekte zu berücksichtigen. Diese sind im Delegationsrahmen der Bundeszahnärztekammer für Zahnmedizinische Fachangestellte geregelt. Darin ist festgelegt, dass zahnärztliche Leistungen nur an qualifiziertes Personal delegiert werden dürfen. Des Weiteren hat der Zahnarzt den Einsatzrahmen individuell festzulegen und Anordnungen für den konkreten Behandlungsfall zu treffen. Bei Tätigkeiten außerhalb der Praxisräume, z. B. in Altersheimen und Pflegeeinrichtungen, im Rahmen prophylaktischer Maßnahmen insbesondere bei immobilen Patienten, muss der Zahnarzt jederzeit für Rückfragen, Korrekturen oder bei Komplikationen zur Verfügung stehen. Um rechtlich auf der sicheren Seite zu sein, besteht weitestgehend die Überzeugung, dass der Zahnarzt sich zumindest im selben oder unmittelbar angrenzenden Gebäude aufhalten sollte, um innerhalb weniger Minuten vor Ort sein zu können. Gerade bei alten und gebrechlichen Menschen ist aufgrund der Multimorbidität mit Komplikationen zu rechnen. Da für Maßnahmen der reinen Zahnreinigung und Mundhygieneinstruktion eine unmittelbare Anwesenheit des Zahnarztes nicht notwendig ist, kann beispielsweise parallel eine zahnärztliche Behandlung in dem Pflegeheim durchgeführt werden. Dies erfüllt den Grundsatz der Erreichbarkeit und ist hinsichtlich der Versorgungssituation der Pflegeheimbewohner positiv zu werten.

6.3.3 Ernährung

Eine ausgewogene Ernährung ist nicht nur für das Aufrechterhalten der Allgemeingesundheit notwendig, sondern stellt auch einen wesentlichen Faktor bei der Prävention von Mundgesundheitsproblemen dar. Aufgrund des sich fortsetzenden Zahnverlusts tendieren ältere Menschen vermehrt zu einer leicht zu kauenden Nahrung. Das bedeutet aber, dass auf kauintensive Nahrung verzichtet wird. Dazu zählen u. a. pflanzliche Nahrungsmittel wie Obst und Gemüse, die noch nicht stark industriell vorverarbeitet sind. Diese Nahrungsbestandteile sind wesentliche Lieferanten für Ballaststoffe und essenzielle Aminosäuren. Gleichzeitig werden aber häufig Fette und niedermolekulare Kohlenhydrate in einer Menge zu sich genommen, die deutlich über dem Bedarf liegen, der sich aus dem stark reduzierten körperlichen Aktivitätsprofil ergibt. Es liegt folglich oft eine hyperkalorische Mangelernährung vor.

Für die Allgemeingesundheit hat die veränderte Diät gleich mehrere negative Folgen. Wie eingangs bereits beschrieben (siehe Kap. 4.2) kann eine unzureichende Versorgung des Organismus mit essenziellen Nahrungsbestandteilen einen großen Risikofaktor für mehrere relevante Allgemeinerkrankungen wie z. B. Demenz bedeuten. Das ist aber nur ein Aspekt. Auch schon das Kauen von Nahrung ist für sich allein betrachtet wichtig. So fördert die Mastikation die Gehirnaktivität, weil es ein funktionelles Zusammenspiel mehrerer Muskelgruppen bedingt. Damit geht eine vermehrte Gehirndurchblutung einher, die generell positiv zu bewerten ist. Gleichzeitig wird durch die ausgeführten Kaubewegungen das Gehirn trainiert. Dieser Trainingseffekt ist gerade bei Demenzpatienten außerordentlich wichtig. Denn werden erst einmal wichtige Funktionen der Kaumuskulatur aufgrund von Inaktivität verlernt, so sind diese bei diesen Personen in der Regel für immer verloren. Damit gewinnt eine ausgewogene, kauintensive Ernährung eine wichtige Funktion bei der Verhinderung der Progression einer Demenz.

Gleichzeitig ist die hyperkalorische Mangelernährung immer verbunden mit der massiven Zufuhr von niedermolekularen Kohlenhydraten. Diese können im Mund aufgrund der dort wirkenden Enzyme (α-Amylase) schnell zu Einfachzuckern (Mono- und Disacchariden) aufgespalten werden. Diese Einfachzucker werden dann von kariogenen Bakterien wie *Streptococcus mutans* oder Lactobazillen verstoffwechselt. Die dadurch entstehenden Stoffwechselprodukte wirken sich wiederum stark förderlich auf die Entstehung von Karies aus. Verbunden mit einer eingeschränkten Mundhygiene wird damit die Entstehung und Progression von Karies stark begünstigt. Da für Karies immer eine Konstellation aus mehreren Faktoren (Wirt, Substrat, Zeit) erforderlich ist, kann durch die Reduktion des Substrats eine wirkungsvolle Kariesprävention erreicht werden. Die Anpassung der Ernährung ist dabei ein erfolgversprechender Faktor.

Besonders positiv werden spezielle Ernährungsmuster wie die Mediterrane Diät angesehen. Sie zeichnet sich durch einen hohen Anteil von Obst, Gemüse und Hülsenfrüchten aus. Als tierisches Lebensmittel wird zumeist auf Fisch gesetzt. Tierische Fette wie in Butter werden reduziert und stattdessen durch Olivenöl ersetzt. Auch Knoblauch ist ein wichtiger Bestandteil der Mediterranen Diät, die sich aus den Ernährungsgewohnheiten der Mittelmeerländer ableitet, wobei speziell die Ernährung auf der griechischen Insel Kreta zu der Mediterranen Diät inspirierte. Diese reflektiert aber nicht komplett die Ernährungsmuster dieser Region, sondern stellt nur eine Auswahl der Lebensmittel dar, die als besonders gesund und förderlich für ein langes Leben gelten. In mehreren Studien konnte bereits der positive Effekt dieses Ernährungsmusters in Bezug auf eine Reduktion des Risikos einer Entstehung von Arteriosklerose bzw. koronaren Herzkrankheiten nachgewiesen werden [26, 101, 102, 177, 279]. Zu der Wirkung auf die Mundgesundheit gibt es bisher nur wenige Aussagen. Es ist aber zu erwarten, dass der geringe Anteil an niedermolekularen Kohlenhydraten kariespräventiv ist. Außerdem konnte gezeigt werden, dass bei einer Mediterranen Diät weniger orale Karzinome auftreten [79]. Betrachtet man allein schon die gesicherten Erkenntnisse zur Mediterranen Diät, scheint sich dieses Ernährungsmuster auch sehr gut für alte und pflegebedürftige Menschen zu eignen. Lediglich die eingeschränkte Kaufähigkeit kann hier Grenzen setzen.

6.4 Behandlung

Für die Behandlung von alten und gebrechlichen Menschen stehen mehrere Optionen zur Verfügung, die hier kurz vorgestellt werden sollen. Auch eine Auswahl der bestehenden Ansätze, wie die zahnmedizinische Versorgung dieser Menschen langfristig verbessert werden soll, wird hier dargestellt.

6.4.1 Praxis

Die Zahnarztpraxis ist für eine Behandlung am besten geeignet, weil diese über eine umfassende apparative Ausstattung verfügt und wichtige Aspekte wie Hygiene und andere Qualitätsstandards sichergestellt sind. Außerdem ist das gesamte Praxisteam mit der Umgebung vertraut und alle Abläufe sind eingespielt. Daher ist es verständlich, dass es viele Zahnärzte vorziehen, die Patienten in der eigenen Praxis zu behandeln und nicht in den Wohnungen oder Pflegeheimen aufzusuchen. Um aber auch alten und gebrechlichen Menschen eine zahnmedizinische Behandlung in der Zahnarztpraxis zukommen lassen zu können, sind einige Voraussetzungen zu erfüllen. Ein wichtiger Punkt dabei ist neben strukturellen Aspekten auch eine spezialisierte Fortbildung des ganzen Praxisteams [187]. Fortbildungen zur Alterszahnmedizin, die sich mit den Aspekten und Behandlungsstrategien im Alter beschäftigen, bereiten den Zahnarzt und sein Team auf die konkreten Anforderungen vor. Durch eine seniorengerechte Praxis und entsprechendem Umgang mit den Patienten erhöht sich nicht nur der Wohlfühlfaktor, sondern auch die Inanspruchnahme sowie die Compliance der Senioren [17]. Damit kann eine Spezialisierung der Praxis auf Alterszahnmedizin sogar ein Alleinstellungsmerkmal und somit ein Wettbewerbsvorteil sein.

Eine Zahnarztpraxis sollte es alten und gebrechlichen Menschen ermöglichen, die Praxis in der allgemein üblichen Weise, ohne besondere Erschwernisse und ohne fremde Hilfe zu erreichen. Das bedeutet, dass jegliche sichtbaren und unsichtbaren

Barrieren vermieden werden sollten. Dies beginnt beim barrierefreien Erstkontakt. So sollte die Praxis über eine gute Infrastruktur verfügen und problemlos mit dem Auto oder den öffentlichen Verkehrsmitteln erreichbar sein. Ein kurzer, ebener und gut ausgeleuchteter Weg von der Haltestelle oder dem Parkplatz zur Praxis ist dabei hilfreich. Die Praxis muss aber auch leicht zu finden sein. Dabei ist zu beachten, dass die Hausnummer gut erkennbar und beleuchtet ist, das Praxisschild gut sichtbar und die Klingel auch für Rollstuhlfahrer gut zu erreichen ist. Speziell für Rollstuhlfahrer ist zu prüfen, ob genügend Platz vorhanden ist, sodass die Tür geöffnet und geschlossen werden kann.

Stufen sind generell zu vermeiden. Ist das aufgrund der Lage der Praxis nicht möglich, weil sie sich beispielsweise nicht im Erdgeschoss befindet, braucht es einen Aufzug für Rollstuhlfahrer. Aber auch Treppen können seniorengerecht gestaltet werden. Diese sollten mit Geländern zum Festhalten ausgestattet sein. Da man in der Regel Treppen hoch und wieder runtergehen muss, sind Handläufe auf beiden Seiten anzubringen. Dadurch können sich auch Senioren daran abstützen, die nur noch mit einer Hand gut zugreifen können. Hilfreich ist darüber hinaus, die erste und die letzte Stufe zu markieren, damit sie bei leichter Sehbehinderung nicht übersehen werden.

Zu einer seniorengerechten Ausstattung der Praxis gehört, außer dem Verzicht auf Stufen, auch die Bereitstellung ausreichender Sitzmöglichkeiten sowie Abstellmöglichkeiten für Gehwagen und Rollatoren. Zur Vermeidung der Sturzgefahr sind rutschfeste Fußböden notwendig. Am Empfang kann ein Teil der Rezeption abgesenkt sein, um auch Rollstuhlfahrern auf gleicher Höhe begegnen zu können. Die jeweiligen Räumlichkeiten sollten deutlich beschildert sein, sodass sich auch Senioren mit Sehschwäche gut zurechtfinden können. Für Rollstuhlfahrer müssen die Korridore ausreichend dimensioniert sein. Bei den sanitären Anlagen und dem Behandlungszimmer sollten die Bedürfnisse von immobilen und multimorbiden Patienten berücksichtigt werden. Für Rollstuhlfahrer bedarf es neben den sanitären Einrichtungen auch einer Anpassung der zahnärztlichen Apparate. So sollte das Röntgen auch im Sitzen möglich sein. Hilfsmittel wie Lesebrillen, Hörgeräte und Sitzkissen runden eine seniorengerechte Praxis ab und sorgen dafür, dass eine qualitätsorientierte Zahnmedizin durchführbar ist.

Ebenso wichtig ist eine strukturierte Kontaktebene. Der Zahnarzt und sein Team sollten auf die Bedürfnisse der älteren Patienten eingehen und sich durch deutliches Sprechen verständlich ausdrücken. Dabei ist weniger die Lautstärke relevant. Die Sprache sollte ruhig und langsam sein und die einzelnen Sätze können von kurzen Pausen unterbrochen werden. Generell sollte das Gesicht beim Sprechen dem Patienten zugewandt, gut beleuchtet und nicht durch einen Mundschutz verdeckt sein. Das hilft den Senioren, den Lippen zu folgen. Auch Gesten können das Verständnis weiter fördern. Die Mitarbeiterinnen und Mitarbeiter müssen Geduld entgegenbringen und auf den erhöhten administrativen Mehraufwand vorbereitet sind. Vorgefertigte Aufklärungs- und Informationsbögen vereinfachen Aufklärungsgespräche, denen viele Senioren oft nur langsam folgen können und die ansonsten durch den großen Informationsfluss überfordert sind.

Die Terminplanung muss speziell ausgerichtet sein und z. B. die Medikamenteneinnahme, Möglichkeit der Bringdienste, Pflegeprozesse etc. berücksichtigen. Bei Wohnortwechsel des Patienten sollte die weitere Versorgung durch den vom Hauszahnarzt organisierten Zahnarztwechsel erfolgen, damit der Patient keinen großen Aufwand hat und die zahnärztliche Versorgung nicht abbricht. Die Prophylaxe sollte auf die geschicklichen und manuellen Einschränkungen der Patienten eingehen und bei der Mund- und Prothesenhygiene durch regelmäßige professionelle Zahnreinigungen sowie Ultraschallreinigungen der Prothesen unterstützend wirken.

Durch ein gut organisiertes Praxismanagement mit besonderer Berücksichtigung von alten Patienten kann ein langfristiges Vertrauensverhältnis aufgebaut und die orale Gesundheit gesichert werden.

6.4.2 Pflegeeinrichtungen

Senioren, die in einer Pflegeeinrichtung leben, sind aufgrund des reduzierten Allgemeinzustands häufig immobil und es ist ihnen nicht möglich, eine Zahnarztpraxis für eine Behandlung aufzusuchen. Natürlich kann nicht erwartet werden, dass ein Pflegeheim über ein komplett eingerichtetes zahnärztliches Behandlungszimmer verfügt, aber das ist auch nicht notwendig. Ein separater Raum mit einer entsprechenden Sitzgelegenheit würde schon ausreichen. Dieser Raum könnte auch von anderen medizinischen Fachrichtungen genutzt werden. Zusätzlich wird jedoch eine mobile Ausstattung, bestenfalls mit einer mobilen Behandlungseinheit, sowie eine gewisse personelle und logistische Organisation benötigt. Hier gäbe es dann nur die Möglichkeit des mobilen Zahnarztbesuchs, den theoretisch jeder Zahnarzt anbieten kann.

6.4.3 Mobile Behandlungsmöglichkeiten

Um immobile Patienten bei sich zuhause oder in Pflegeheimen zahnmedizinisch behandeln zu können, bedarf es nicht nur einer entsprechenden räumlichen, sondern auch einer speziellen technischen Ausstattung. Dazu gibt es prinzipiell drei Ansätze:
- die mobile Behandlungseinheit,
- den mobilen Behandlungsstuhl oder
- das Zahnarztmobil.

Unter einer mobilen Behandlungseinheit versteht man in der Regel eine technische Ausstattung in Form eines oder mehrerer Koffer, die die wichtigsten Geräte zur Behandlung eines Patienten beinhalten (Abb. 6.6). Dabei handelt es sich zumeist um Mikromotoren, einen Kompressor für den Luftpuster und die Absaugung sowie Ul-

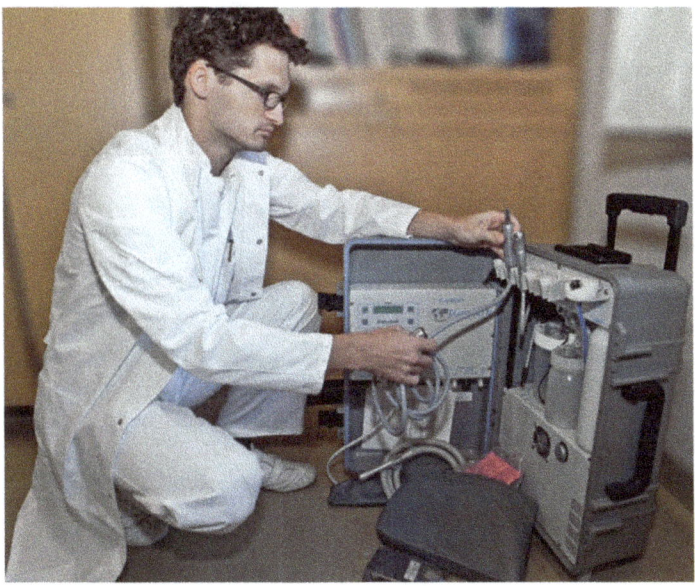

Abb. 6.6: Koffer mit mobiler Behandlungseinheit

traschall. Eine mobile Behandlungseinheit ist für die meisten Behandlungsoptionen, die bei älteren gebrechlichen Menschen anfallen, ausreichend ausgestattet. Da die Einheiten über einen eigenen Wasservorrat verfügen und ein eigenes Gefäß für die abgesaugte Flüssigkeit besitzen, sind sie maximal mobil. Sie benötigen lediglich einen Stromanschluss. Die Handlichkeit ist wegen des Gewichts zwar eingeschränkt, aber dennoch für eine Person gut handhabbar. Da sich auch der finanzielle Aufwand für den Erwerb und den Unterhalt solch einer mobilen Behandlungseinheit für eine Zahnarztpraxis im Rahmen hält, stellt dies eine optimale Möglichkeit für den individuellen Besuch durch den Zahnarzt dar. Die Patienten können in ihren eigenen vier Wänden behandelt werden, es bedarf lediglich einer Lagerungsmöglichkeit. Besonders wichtig dabei ist die Abstützung des Kopfes während der Behandlung. Trotz dieser Einschränkung stellen mobile Einheiten einen optimalen Kompromiss aus Aufwand und Nutzen für den Zahnarzt dar und sind für aufsuchende Zahnärzte eine empfehlenswerte Ausstattung.

Der mobile Behandlungsstuhl (z. B. MobiDent™) wird mittels eines Kleintransporters oder kleinen Lkw transportiert und vor Ort aufgebaut (Abb. 6.7 und Abb. 6.8). Diese Variante verfügt über einen Behandlungsstuhl und Beleuchtung sowie Röntgengeräte. Diese erweitern die Einsatzmöglichkeiten gegenüber einer mobilen Behandlungseinheit erheblich. Gleichzeitig ist es durch den Behandlungsstuhl für den Zahnarzt wesentlich ergonomischer den Patienten zu behandeln. Der Einsatz von solch einem mobilen Behandlungsstuhl ist aber mit hohem finanziellen und administrativen Aufwand verbunden. Daher lohnt es sich in der Regel nicht, diesen für einen

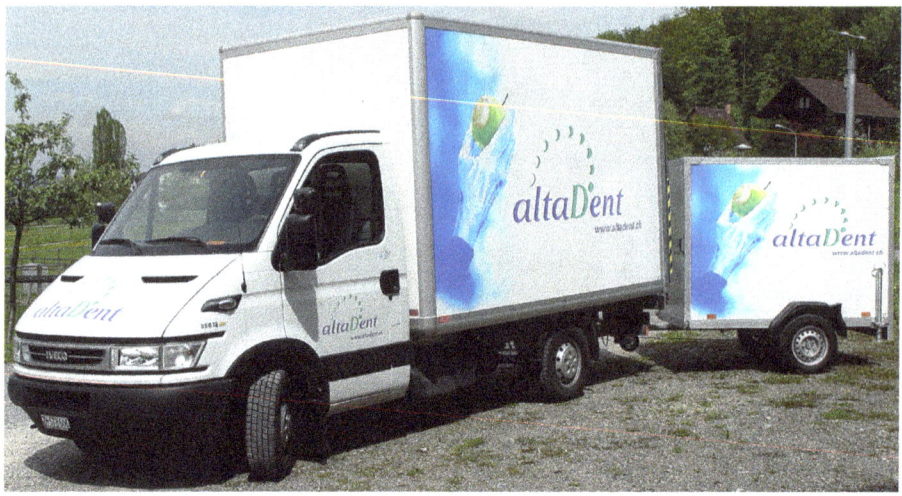

Abb. 6.7: MobiDent™ Laster mit der Ausstattung für bis zu drei Behandlungseinheiten

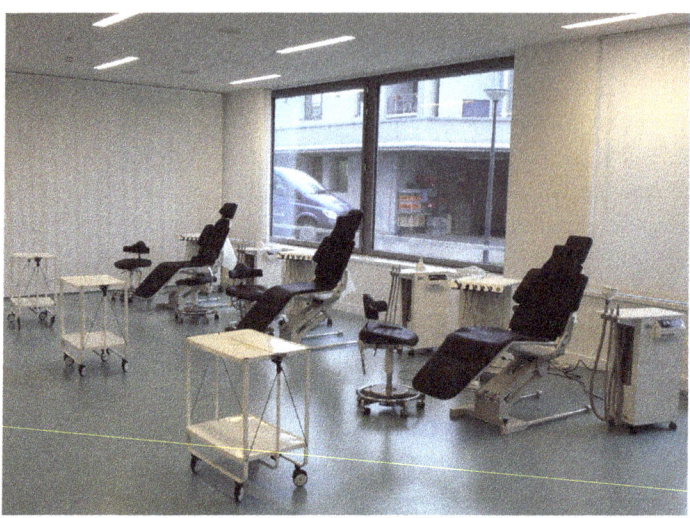

Abb. 6.8: Aufgebaute Behandlungseinheiten

einzelnen Patienten extra aufzubauen. Stattdessen bietet es sich an, den mobilen Behandlungsstuhl für den Einsatz in Pflegeheimen mit vielen Patienten einzusetzen. Das macht ihn für den einzelnen Zahnarzt eher uninteressant.

Bei MobiDent™ aus der Schweiz wird die fahrbare Zahnklinik von dem Verein zur Förderung der Alterszahnmedizin und Behindertenzahnmedizin – altaDent – (www.altadent.ch) in Kooperation mit der Klinik für Alters- und Behindertenzahnmedizin der Universität Zürich betrieben. Dieses Konzept hat sich als sehr erfolgreich

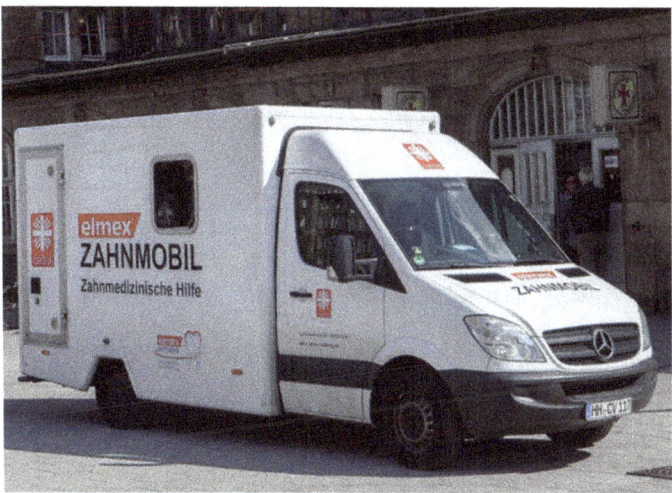

Abb. 6.9: Zahnmobil der Caritas Hamburg (© Michael Kottmeier)

herausgestellt. Ein Aspekt dabei mag sein, dass MobiDent™ nicht ausschließlich zur Behandlung von Senioren in Pflegeheimen eingesetzt wird, sondern auch im Rahmen der Lehre zur besseren Ausbildung von Zahnärzten in der Alterszahnmedizin. Dieser Ansatz kann dazu beitragen, solch eine Ausstattung wirtschaftlich zu betreiben. Eine Voraussetzung zum sinnvollen Einsatz sind Pflegeheime, in denen sich eine ausreichend große Anzahl von Senioren für diese Versorgung finden lassen sowie eine positiv eingestellte Pflegedienstleitung, weil die Terminierung der Patienten koordiniert werden muss und diese sich mit dem regulären Arbeitsablauf in dem Heim überschneiden könnte.

Das Zahnarztmobil stellt eine rollende Zahnarztpraxis dar. Diese wird direkt in Fahrzeuge eingebaut, die über einen Aufbau wie Rettungswagen oder Krankenwagen verfügen, und ist damit komplett von den äußeren Gegebenheiten unabhängig (Abb. 6.9 und Abb. 6.10). Sie wird in Deutschland häufig von gemeinnützigen Hilfsorganisationen wie Caritas, Diakonie oder Deutsches Rotes Kreuz für die zahnmedizinische Betreuung von Obdachlosen oder Flüchtlingen eingesetzt. Sie sind aber auch sehr gut für pflegebedürftige alte Menschen geeignet. Der große Vorteil ist die hohe Mobilität und Unabhängigkeit, weil das gesamte technische Equipment inklusive der Versorgung mit Strom und Wasser in dem Zahnarztmobil vorhanden ist. Nachteilig für den individuellen Patienten ist lediglich, dass die Behandlung nicht in den eigenen vier Wänden erfolgen kann, sondern einen kleinen Weg zu dem Mobil vor der Haustür erfordert. Es ist klar, dass diese Art der zahnmedizinischen Versorgung nicht für einen Zahnarzt mit eigener Praxis durchführbar ist, weil sich der Erwerb und Unterhalt solch eines Zahnmobils wirtschaftlich nicht rechnen kann. Werden diese Mobile aber von

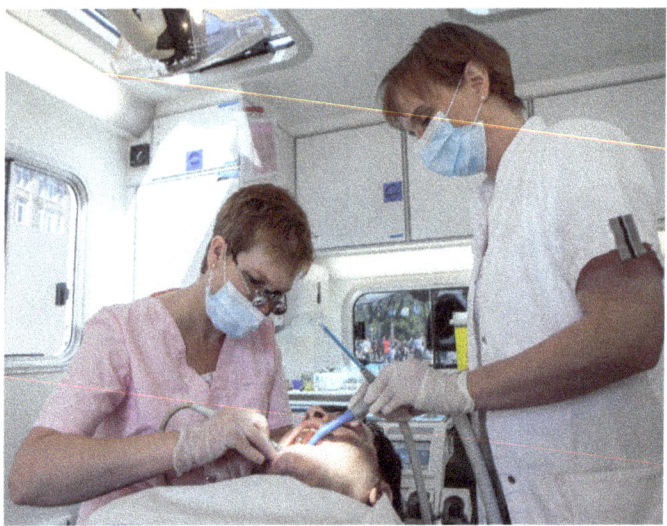

Abb. 6.10: Behandlung eines Patienten im Zahnmobil der Caritas Hamburg (© Michael Kottmeier)

Organisationen vorgehalten, können Zahnärzte diese Mobile theoretisch für Heim- oder Hausbesuche ausleihen.

Bei der Betreuung von Obdachlosen fahren die Zahnärzte in der Regel ehrenamtlich mit. Solch ein Konzept ist zwar auch für pflegebedürftige Senioren anwendbar, aber die Nachhaltigkeit ist dadurch nicht sichergestellt. Es ist auch für eine moderne Industriegesellschaft schwer vermittelbar, dass die zahnmedizinische Versorgung eines großen Teils der Bevölkerung nur über Spenden und ehrenamtliche Tätigkeiten möglich sein soll. Genau wie bei den mobilen Behandlungseinheiten sind Kooperationen zwischen Betreibern der Zahnarztmobile und Trägern der Pflegeheime denkbar. Diese sollten nicht nur ein Interesse an der zahnmedizinischen Versorgung der Bewohner haben, sondern auch für eine Auslastung der Zahnarztmobile sorgen können. Da die Qualität von Pflegeheimen immer mehr in den Fokus der Öffentlichkeit und der Politik gerät, kann eine gesicherte zahnmedizinische Versorgung der Bewohner ein wichtiges Qualitätskriterium darstellen.

6.4.4 Entscheidungsfindung und Patientenautonomie

Patientenautonomie im medizinischen Kontext bedeutet, dass Patienten ihr Recht auf Selbstbestimmung im Umgang mit Gesundheitsfragen wahrnehmen [197]. Im Rahmen von medizinischen Entscheidungsfindungen wird Patientenautonomie zunehmend als wichtiges Qualitätskriterium angesehen. Wenn medizinische Entscheidungen der Einbeziehung eines medizinischen Experten wie Arzt oder Zahnarzt bedürfen, wird das Ausmaß der Patientenautonomie in der Partizipation der Patienten bei der Kommunikation ersichtlich [43]. Patientenautonomie ist aus verschiedenen Gründen notwendig und sinnvoll. Das betrifft primär ethische und gesetzliche Vorgaben. So wird vom British General Medical Council in seinen Richtlinien angegeben, dass grundsätzlich jede Anstrengung unternommen werden sollte, die individuelle Freiheit des Patienten zu unterstützen [87]. In Deutschland ist gesetzlich geregelt, dass die Entscheidung hinsichtlich Art und Umfang jeder medizinischen Behandlung der Mitwirkung des Patienten bedarf und dass Patienten auch wirksam einwilligen müssen [41].

Neben ethischen und gesetzlichen Vorgaben sprechen aber auch andere Aspekte für Patientenautonomie, d. h. die Einbeziehung der Patienten bei medizinischen Entscheidungen. Um für den individuellen Patienten den größten Nutzen aus wissenschaftlicher Evidenz zu erzielen, ist die Berücksichtigung der Werte und Vorstellungen des Patienten ausschlaggebend. Daher wird Patientenautonomie auch als essenzieller Teil von evidenzbasierter Medizin (EBM) angesehen [18]. Konkret bedeutet das, dass in den Fällen, in denen die Datenlage keine eindeutige Aussage für eine spezifische Diagnostik oder Therapie zulässt oder wenn mehrere Optionen vorliegen, die Wünsche und Vorstellungen des Patienten die medizinische Entscheidung leiten sollten. Letztlich sprechen auch medizinische Gründe für Patientenautonomie bei medizinischen Entscheidungen. Da die getroffenen Entscheidungen besser mit den individuellen Bedürfnissen der Patienten übereinstimmen, kann die Teilhabe innerhalb des eigenen Gesundheitsmanagements auch die Ergebnisse der medizinischen Behandlungen verbessern [281]. Es muss aber angemerkt werden, dass die Daten aus verschiedenen Untersuchungen bisher noch nicht eindeutig hinsichtlich des Effekts von Patientenpartizipation bei medizinischen Entscheidungen auf die konkreten Behandlungsergebnisse sind [196].

Auch wenn viele Gründe für eine hohe Patientenautonomie und Partizipation bei zahnmedizinischen Entscheidungen sprechen, können sich diese gerade bei alten Menschen schwierig gestalten, denn sie sind zumeist mit einem paternalistischen Modell für Entscheidungsfindung aufgewachsen. Dieses Modell basiert auf der Annahme, dass der behandelnde Arzt oder Zahnarzt nur das tut, was er als das Beste für den Patienten betrachtet [74]. Das bedeutet, dass dem Patienten fast ausschließlich eine passive Rolle zukommt. Der Patient kann zwar seine Wünsche und Vorstellungen äußern, die Abwägung der persönlichen Aspekte des Patienten aber bleibt dem Zahnarzt vorbehalten. Dieser nutzt sein Fachwissen, um den Gesundheitszustand des Patienten zu bestimmen und die Diagnostik und Behandlungsoptionen zu identifizieren, die am wahrscheinlichsten den Mundgesundheitszustand des Patienten verbessern und die mundgesundheitsbezogenen Beeinträchtigungen reduzieren. Der Zahnarzt trifft nach Abwägung aller ihm zur Verfügung stehenden Informationen allein eine Entscheidung. Im Anschluss erhält der Patient die ausgewählten Informationen, einschließlich Nutzen und Risiken, die ihm eine wirksame Einwilligung in die vom Zahnarzt ausgewählte Behandlung ermöglichen. Der Zahnarzt kommt damit seinen rechtlichen Pflichten der Information des Patienten nach. Auch wenn dem

Patienten natürlich freigestellt ist, ob er in die Behandlung einwilligt, so liegt die Entscheidung über die Art der Behandlung allein beim Zahnarzt.

Der grundlegende Kritikpunkt am paternalistischen Modell ist die fehlende Möglichkeit für den Patienten, zwischen verschiedenen Beteiligungsgraden im Entscheidungsfindungsprozess wählen zu können. Auch wenn die Informationen des Patienten in die Entscheidung einfließen, ist der Patient in diesem Modell nicht direkt am Prozess beteiligt. Dies mag in Notfallsituationen, bei spezifischen Erkrankungen, wenn keine unterschiedlichen Optionen zur Verfügung stehen, oder bei Patienten mit unzureichender Entscheidungsfähigkeit (z. B. bei Demenz oder Wachkoma) sinnvoll sein. Dem behandelnden Zahnarzt kommt dabei aber eine hohe Verantwortung zu, was sich in einer zurückhaltenden Indikationsstellung widerspiegeln sollte. Auch wenn sich Patienten selbst nicht ausreichend zu ihren Werten und Vorstellungen äußern können, sollten Informationen dennoch über Partner, Eltern oder Betreuer der Patienten ermittelt und in die Entscheidung einbezogen werden.

Generell sollten auch alte Menschen aufgefordert werden, an der Entscheidungsfindung mitzuwirken. Da diese dies selten proaktiv einfordern, muss die Motivation durch den Zahnarzt kommen. Die gleichberechtigte Rolle der Patienten im Entscheidungsfindungsprozess mag für viele Senioren ungewohnt sein, sie dient aber am Ende beiden Seiten hinsichtlich einer erfolgreichen Therapie. Diese partizipative Entscheidungsfindung (PEF; engl.: Shared Decision Making [SDM]) [94] wird zunehmend als das wünschenswerte Modell für Entscheidungsfindungen in allen Teilbereichen der Medizin und Zahnmedizin angesehen [48]. Die PEF stellt einen optimalen Kompromiss zwischen der Therapiefreiheit des Behandlers und dem Mitbestimmungsrecht des Patienten dar. Eine sehr enge und normative Definition beschreibt PEF als eine von Patienten und Behandler gemeinsam verantwortete Übereinkunft über eine angemessene medizinische Behandlung. Eine weiter gefasste Definition beschreibt PEF als die freie Wahlmöglichkeit des Patienten hinsichtlich der Beteiligung an der Entscheidungsfindung.

Auch wenn man Ärzten und Zahnärzten zubilligt, dass sie nur das Beste für ihre Patienten im Blick haben, können sie nicht die Präferenzen hinsichtlich einzelner Aspekte der Behandlung wie Kosten und Nutzen aus Sicht der Patienten erfassen. Das kann letztlich nur der Patient selbst abwägen. Dafür bedarf es aber der entsprechenden Informationen durch den Behandler. Wenn diese beiden Faktoren zusammenkommen, können die individuellen Präferenzen der Patienten optimal in die Entscheidung einfließen. Wie oben beschrieben, ist bei Patienten mit kognitiven Einschränkungen, wie bei einer ausgeprägten Demenz oder bei Patienten im Wachkoma, die Möglichkeit der Beteiligung an der Entscheidungsfindung massiv eingeschränkt oder gar unmöglich. Die wirksame Einwilligung in die Behandlung kann dann nur von einer betreuenden Person erfolgen. Dennoch kann man auch hier versuchen, die Wünsche der Patienten einzubeziehen.

Fallbeispiel

Kürzlich stellte sich eine zahnlose Patientin mit stark eingeschränkten kognitiven Fähigkeiten in unserer Klinik vor. Konventionelle Totalprothesen würden wenig Therapieerfolg versprechen, da eine Adaptation fast ausgeschlossen ist und die Patientin das Kauen mit den Prothesen nicht mehr lernen würde. Eine Implantation war aber aufgrund des Gesundheitszustands nicht möglich. Dennoch war es der große Wunsch der Patientin, wieder Zähne im Mund zu haben. Dieser Wunsch wurde durch die gesetzliche Betreuung unterstützt. Die neuen Prothesen hatten dann auch vor allem eine ästhetische Wirkung, die aber nicht zu unterschätzen ist. Die Patientin fühlte sich dadurch wesentlich wohler, was den sekundären psychosozialen Einfluss der Prothesen wiederspiegelt. Auch wenn sie mit diesen Prothesen nicht wird kauen können, so stellen sie einen großen Gewinn an Lebensqualität dar.

6.5 Betreuungskonzepte und Initiativen

Neben dem individuellen Besuch des Zahnarztes bei „seinen" Patienten existieren mehrere Konzepte, wie die zahnmedizinische Betreuung von alten und gebrechlichen Menschen verbessert werden kann. Eine Auswahl der größten und bedeutendsten soll hier vorgestellt werden.

6.5.1 Projekte

Eines der aufwendigsten Konzepte wurde in München entwickelt. Bereits im Jahr 1999 wurde unter Federführung von Dr. Christoph Benz und Dr. Cornelius Haffner aus der Poliklinik für Zahnerhaltung und Parodontologie an der Universität München das Projekt „Teamwerk – Zahnmedizin für Menschen mit Behinderungen" ins Leben gerufen [20]. Durch eine Spende einer Stiftung gelang es ab dem Jahr 2002 insgesamt 600 Menschen aus neun Einrichtungen in München zahnmedizinisch zu betreuen. Der Erfolg führte dazu, dass das Teamwerk-Projekt im Jahr 2005 in einem Modellprojekt der AOK-Bayern zur Verbesserung der zahnmedizinischen Versorgung aller AOK-versicherten Pflegebedürftigen in München unter dem Namen „Duales Konzept" aufging. Dieses Konzept hat zwei wesentliche Komponenten:
1. „Prävention"
   – Schulung der Pflegekräfte zur besseren Durchführung der täglichen Mundhygiene
   – Regelmäßige Prophylaxebetreuung in Heimen durch mobile Prophylaxeteams
2. „Therapie"
   – Behandlung durch dezentral tätige „Patenzahnärzte"
   – Behandlung komplexer Fälle in Kompetenzzentren mit besonderer zahnmedizinischer und allgemeinmedizinischer Spezialisierung auf pflegebedürftige Menschen

Damit setzt das Konzept an mehreren Stellen in der zahnmedizinischen Prävention und Versorgung an. Eine gesundheitsökonomische Auswertung dieses Konzepts zeigte das enorme Potenzial zur Kostenreduktion. Insgesamt ließen sich die Kosten um 22 % gegenüber dem Referenzzeitraum ohne das Projekt verringern [20]. Durch die präventiven Maßnahmen konnte insbesondere die Anzahl zu extrahierender Zähne reduziert werden. Gleichzeitig sank der Bedarf an Vollnarkosen und das Transportaufkommen wurde durch die Vorortbetreuung reduziert. Dem Konzept sind aber auch Grenzen gesetzt. So konnte das Modellprojekt nur funktionieren, weil in der Region ein Großteil der Pflegebedürftigen in der AOK versichert waren. Wenn mehrere Krankenkassen eingebunden werden müssen, wird die Durchführbarkeit dieses Betreuungskonzepts erheblich erschwert.

Ein weiteres Projekt ist in Baden-Württemberg (BW) ansässig. Unter der Federführung von Dr. Elmar Ludwig hat der Arbeitskreis Alterszahnheilkunde und Behindertenbehandlung der Landeszahnärztekammer (LZK) BW im Jahr 2007 ein flächendeckendes Betreuungskonzept unter der Bezeichnung AKABe BW initiiert. Dieses zielt auf die Förderung zahnärztlicher Betreuungsmöglichkeiten, um die Mundgesundheit und damit die Lebensqualität Pflegebedürftiger wie auch von Menschen mit Behinderung nachhaltig zu verbessern. Außerdem sollen die Auswirkungen einer reduzierten Mundgesundheit auf die Allgemeingesundheit verringert werden. Dafür sollen Kooperationen zwischen den zahnmedizinischen Leistungserbringern und den verantwortlichen und handelnden Personen in der stationären und ambulanten Pflege (z.B. stationäre Pflegeeinrichtungen, mobile Pflegedienste, Pflegestützpunkte, pflegende Angehörige, Öffentlicher Gesundheitsdienst) aufgebaut werden. Die konkreten Maßnahmen des Projekts beinhalten:
- Entwicklung von Schulungsmaterialien für die Zahn-, Mund- und Zahnersatzpflege
- Schulung der Zahnärztinnen und Zahnärzte sowie der zahnärztlichen Mitarbeiterinnen
- Schulung des Pflegepersonals vor Ort und in der Ausbildung
- Aufbau einer Infrastruktur zur kompetenten zahnärztlichen Betreuung Pflegebedürftiger

Die Infrastruktur ist dezentral und nutzt bereits bestehende Strukturen speziell der LZK BW, der Bezirkszahnärztekammern, Kreiszahnärzteschaften und der Zahnärzte vor Ort. Das AKABe BW stellt damit ein nachhaltiges Konzept zur Verbesserung und Aufrechterhaltung der Mundgesundheit sowie der Lebensqualität durch optimierte zahnmedizinische Versorgung von pflegebedürftigen alten und behinderten Menschen dar.

6.5.2 Kooperationsverträge

Im SGB V ist unter § 119 geregelt, wie ambulante Behandlungen in stationären Pflegeeinrichtungen vertraglich fixiert werden können. Das soll zu einer kooperativen und koordinierten zahnärztlichen und pflegerischen Versorgung von pflegebedürftigen Versicherten in stationären Pflegeeinrichtungen führen, wie in einer Rahmenvereinbarung aus dem Jahr 2014 zwischen der Kassenzahnärztlichen Bundesvereinigung (KZBV) und dem GKV-Spitzenverband festgelegt. Die Vereinbarung definiert explizit die Rechte und Pflichten der beteiligten Kooperationspartner.

Der Kooperationszahnarzt führt zahnärztliche Eingangsuntersuchungen und regelmäßige Kontrolluntersuchungen durch. Er informiert die Pflegeeinrichtung über den Mundgesundheitszustand, die Mundhygiene und den Behandlungsbedarf. Bei der Notwendigkeit einer entsprechenden Behandlung wird diese je nach Möglichkeit vom Kooperationszahnarzt selbst durchgeführt oder zumindest initiiert. Dazu zählen auch Konsultationen von Kollegen anderer Fachrichtungen, falls dies erforderlich ist. Die Leistungen sind entsprechend dem Leistungskatalog der GKV abzurechnen.

In seinen Bemühungen zum Erhalt und zur Verbesserung der Mundgesundheit wird der Kooperationszahnarzt von den Mitarbeitern der Pflegeeinrichtung unterstützt. Dazu gehört das Schaffen geeigneter Rahmenbedingungen. Die Pflegeeinrichtung informiert den Kooperationszahnarzt zeitnah über neue Bewohner und solche, die eine Behandlung wünschen bzw. bei denen diese aufgrund der Beschwerden notwendig ist. Informationen zu Erkrankungen, die im Zusammenhang mit der Mundgesundheit stehen oder den Behandlungserfolg beeinflussen können, werden dem Kooperationszahnarzt übermittelt. Letztlich sollen auch die Hinweise zu einer optimierten Mund- und Prothesenhygiene umgesetzt werden.

6.5.3 Initiativen

In vielen Regionen in Deutschland, wie beispielsweise in Hamburg, wird an Konzepten zur Verbesserung der zahnmedizinischen Versorgung von Pflegebedürftigen gearbeitet. So werden durch Arbeitsgruppen der Zahnärztekammer Hamburg in Zusammenarbeit mit der Kassenzahnärztlichen Vereinigung Hamburg spezielle Fortbildungen und Diskussionsrunden für aufsuchende Zahnärzte veranstaltet sowie Leitfäden und Informationsmaterial für Zahnärzte entwickelt. Auch wurden Anstrengungen unternommen, eine Landesarbeitsgemeinschaft Zahnmedizin für Pflegebedürftige „LAGP" analog der Landesarbeitsgemeinschaft Jugendzahnpflege ins Leben zu rufen.

Da der hohe administrative Aufwand und vor allem die unzureichende Vergütung für viele Zahnärzte die Hauptgründe darstellen, warum sie Pflegeeinrichtungen nicht aufsuchen, wurde im Jahr 2010 von der Bundeszahnärztekammer in Zusammenarbeit mit der Kassenzahnärztlichen Bundesvereinigung (KZBV), der Deutschen Gesellschaft für Alterszahnmedizin (DGAZ) und der Arbeitsgemeinschaft für zahnärztliche Behindertenbehandlung im Berufsverband Deutscher Oralchirurgen (BDO) in der Schrift „Mundgesundheit trotz Handicap und hohem Alter" ein Konzept zur vertragszahnärztlichen Versorgung von Pflegebedürftigen und Menschen mit Behinderung entwickelt. Dieses AuB-Konzept (Alter und Behinderung) zielt insbesondere darauf ab, präventive Maßnahmen bei diesen Patienten zu verbessern. Dafür sollen die Leistungen in der vertragszahnärztlichen Versorgung abgerechnet und ausreichend vergütet werden. Dies würde auch den Patienten zugutekommen, da eine Zahnsteinentfernung bisher nur einmal pro Jahr über die GKV erstattet wird und die professionelle Zahnreinigung aktuell regulär nur im Leistungskatalog der PKV vorkommt. Im Jahr 2016 wurde dieses Konzept im § 22a SGB V verankert. Dieser hält fest, dass Pflegebedürftigen, Menschen mit Behinderung und Menschen mit eingeschränkter Alltagskompetenz zusätzliche Leistungen der zahnmedizinischen Prävention zustehen sollen. Am 19.10.2017 hat der Gemeinsame Bundesausschuss (GBA) die erste Fassung der Richtlinie nach § 22a SGB V beschlossen, welche ab dem 01.07.2018 in Kraft tritt.

6.5.4 Lehransätze

Neben der Fortbildung der Zahnärzte nach Abschluss des Studiums stellt ein Ansatz zur besseren Qualifikation der Zahnärzte die Integration von Alterszahnmedizin bereits in das Zahnmedizinstudium dar. Dieses Studium ist bisher in deutschsprachigen Ländern sehr unterschiedlich ausgeprägt [192]. Während einerseits an vielen Standorten Aspekte der Alterszahnmedizin gar nicht oder nur in wenigen Vorlesungen abgehandelt werden, stellt andererseits die Alterszahnmedizin in manchen Universitäten eine eigene Vorlesungsserie kombiniert mit praktischem Training in Pflegeheimen dar. Besonders in der Schweiz ist die Ausbildung auf einem hohen Niveau. Generell wird die Notwendigkeit einer spezialisierten Ausbildung in Alterszahnmedizin im Rahmen des Zahnmedizinstudiums zwar als sinnvoll und notwendig angesehen, bei der Umsetzung scheint es aber zum Teil erhebliche Herausforderungen wie den hohen administrativen Aufwand für die Praktika in den Pflegeeinrichtungen zu geben.

Aber nicht nur die Politik und die Hochschulen haben den Bedarf an Verbesserungen der studentischen Ausbildung in Alterszahnmedizin erkannt, auch gesellschaftlich ist dies vermehrt ein Thema geworden. Das kann erklären, warum sich auch private Stiftungen in diesem Bereich engagieren. So unterstützen beispielsweise in Hamburg die Claussen Simon-Stiftung und die Klaus Rating-Stiftung gemeinsam ein fakultatives Lehrprojekt „Zahn- und Mundgesundheit im Alter: Jung lernt besser – Alt lebt besser" in einer Mischfinanzierung mit der Poliklinik für Zahnärztliche Prothetik am Universitätsklinikum Hamburg-Eppendorf. Dieser Ansatz mag nicht auf jede andere Universität übertragbar sein und auch die Nachhaltigkeit ist aufgrund des begrenzten Förderzeitraums eingeschränkt, aber es ist eine Möglichkeit, um Ausbildungsdefizite zu beseitigen und damit die Verbesserung der zahnmedizinischen Versorgung von alten und pflegebedürftigen Menschen kurzfristig zu verbessern. Darüber hinaus ist Alterszahnmedizin in der neuen Approbationsordnung für Zahnmedizin als ein eigenständiger Bestandteil des Studiums definiert. Wann diese Approbationsordnung aber in Kraft tritt, ist unklar.

7 Zusammenfassung und Ausblick

Gesellschaftliche Veränderungen, geringeres Unfallrisiko im Beruf, Verbesserungen im Ernährungsverhalten und vor allem Erfolge der medizinischen Versorgungsmöglichkeiten sind nur einige Gründe, warum die Lebenserwartung in den letzten Jahrzehnten kontinuierlich gestiegen ist. Diese Zunahme ist noch nicht abgeschlossen und zurzeit ist auch noch nicht klar, wie sich dies in den kommenden Jahren gestalten wird. Gleichzeitig zeigt die zahnmedizinische Prävention große Erfolge. Karies und der Verlust von Zähnen treten zunehmend später auf. Während vor Jahren die komplette Zahnlosigkeit unter alten Menschen häufig anzutreffen war, so nimmt der Anteil gravierend ab. Alte Menschen behalten ihre Zähne länger bis ins hohe Alter. Es kommt daher zu einer Morbiditätskompression im Alter.

Gerade auch für alte Menschen haben die eigenen Zähne und der Zahnersatz eine hohe Bedeutung. So sind diese nicht nur allgemein für eine hohe Lebensqualität ohne Schmerzen und mit ansprechender Ästhetik notwendig, sondern speziell auch für die Ernährung. Wenn Senioren nicht mehr richtig kauen können, besteht die Gefahr, dass sie auf gesunde, ballaststoffhaltige Kost zunehmend verzichten und vermehrt Fette und Kohlenhydrate aufnehmen. Das kann sich negativ auf die physische Leistungsfähigkeit sowie auf die Inzidenz und Progression von Demenz auswirken. Auch weitere Zusammenhänge zwischen Mund- und Allgemeingesundheit sind im hohen Alter relevant, wie z. B. die zwischen Entzündungen des Zahnhalteapparats (Parodontitis) und Diabetes mellitus oder koronarer Herzkrankheit. Dies verdeutlicht die Notwendigkeit, auch im hohen Alter der Mundhygiene und Mundgesundheit eine besondere Aufmerksamkeit zu widmen.

Dennoch ist die Mundgesundheit von alten Menschen häufig stark eingeschränkt. So liegt bei der Mehrzahl der betreuten Menschen ein objektiver Behandlungsbedarf vor. Die Ursachen dafür sind vielfältig. Die alten Menschen nehmen viele Beeinträchtigungen nicht als behandlungsbedürftig wahr bzw. ihre physischen und psychischen Barrieren (z. B. Multimorbidität) erschweren oder verhindern eine Inanspruchnahme zahnmedizinischer Leistungen. Auch verschiebt sich das Inanspruchnahmeverhalten von einer Präventionsorientierung hin zu einer reinen beschwerdeorientierten Inanspruchnahme. Das bedeutet, dass Kontrolluntersuchungen nicht mehr wahrgenommen werden und Prophylaxe und Prävention im Alter eher zur Ausnahme werden. Weitere Ursachen für die schlechte Versorgung liegen in der unzureichenden Ausbildung der Pflegekräfte. Unter Zahnärzten sind bisher auch nur wenige qualifiziert genug und bereit, die administrativen und klinischen Herausforderungen bei der zahnmedizinischen Betreuung von alten Menschen in der eigenen Wohnung oder in Pflegeeinrichtungen zu bewältigen.

Bisherige Konzepte, Initiativen und Projekte zeigen, dass die Problematik bei den wesentlichen Entscheidungsträgern wie Hochschulen, Zahnärztekammern, Krankenkassen und in der Politik zunehmend in den Fokus gelangen. Gleichzeitig bestehen aber noch große Defizite in der Versorgung, die in den nächsten Jahren beseitigt werden müssen.

So gehen Prognosen davon aus, dass die Anzahl der erhaltenen Zähne im Alter zunehmen wird, gleichzeitig steigt aber der Behandlungsbedarf. Auch das Zahnersatzspektrum wird sich weiter ändern, hin zu mehr festsitzendem Zahnersatz und Implantaten. Ein wichtiger Ansatz, um die Mundgesundheit zukünftiger alter und pflegebedürftiger Menschen langfristig zu verbessern, ist die deutliche Verstärkung von zahnmedizinischer Prophylaxe und Prävention. So ist zu hoffen, dass ein entsprechender Katalog für die zahnmedizinischen Leistungen bei alten und pflegebedürftigen Menschen, wie in § 22a SGB V verankert, zeitnah vom Gemeinsamen Bundesausschuss (GBA) ausgestaltet und verabschiedet wird.

Aufseiten der Pflegekräfte bestehen auch schon Konzepte zur besseren Qualifikation hinsichtlich der Mundhygiene von alten und pflegebedürftigen Menschen, ohne dass aber die Effekte und die Nachhaltigkeit ausreichend nachgewiesen wurde. Hier sind weitere wissenschaftliche Untersuchungen notwendig, um die Interventionen mit der höchsten Effizienz zu identifizieren oder noch zu entwickeln, denn bei der Aufrechterhaltung der Mundhygiene und Mundgesundheit stellen die Pflegekräfte eine der wichtigsten Säulen dar.

Für die zahnmedizinische Versorgung von Pflegeheimbewohnern wurden mit den Kooperationsverträgen schon wichtige Grundlagen geschaffen. Die Rahmenbedingungen müssen aber noch weiter verbessert werden. Dazu gehört u. a., dass Pflegeeinrichtungen die räumlichen Voraussetzungen für eine zahnmedizinische Behandlung schaffen und Zahnärzte bereits im Studium intensiv auf die Herausforderungen bei der Behandlung von alten und pflegebedürftigen Menschen vorbereitet werden müssen. Dazu zählt die Behandlung außerhalb der Praxis, das Erkennen von und der Umgang mit eingeschränkter Belastbarkeit und funktioneller Kapazität alter Menschen, die enge Kooperation mit Ärzten anderer Fachdisziplinen wegen der oftmaligen Multimorbidität der Senioren sowie die Erstellung und Umsetzung eines individualisierten, interdisziplinären Therapie- und Prophylaxekonzepts. Eine der großen Herausforderungen bleibt die eingeschränkte Behandlungsmöglichkeit außerhalb einer Zahnarztpraxis. Aber auch hier gibt es vielversprechende Ansätze mit mobilen Behandlungsmöglichkeiten. So ist ein Konzept, wie es von der Zahnärztekammer Hamburg verfolgt wird, dass eine mobile Behandlungseinheit vorgehalten wird und nicht separat von jedem aufsuchenden Zahnarzt angeschafft werden muss. Denkbar ist auch die Nutzung von Zahnarztmobilen, wie sie schon jetzt bei der Betreuung von Obdachlosen eingesetzt werden. Dies alles könnte den finanziellen Aufwand für den einzelnen Zahnarzt reduzieren und ein wesentliches Hindernis für die aufsuchende Betreuung beseitigen. Zusammen mit der verbesserten Ausbildung und der Vergütungssituation sollte somit zukünftig jeder Zahnarzt in der Lage sein, alte und pflegebedürftige Menschen außerhalb der eigenen Praxis zu betreuen. Dadurch kann eine Mehrzahl der Senioren beim Umzug von der eigenen Wohnung in eine Pflegeeinrichtung theoretisch auch weiterhin von dem Zahnarzt betreut werden, zu dem über Jahre ein Vertrauensverhältnis aufgebaut wurde.

Neben der breit gefächerten Qualifikation und der Motivation der Zahnärzteschaft ist ein paralleler Ansatz die Spezialisierung einzelner Zahnärzte auf die Behandlung von alten und pflegebedürftigen Menschen. Strukturierte Fortbildungen dafür werden u. a. von der Deutschen Gesellschaft für Alterszahnmedizin (DGAZ) angeboten. Aufgrund des demographischen Wandels werden die Senioren zu einer immer relevanteren Bevölkerungsgruppe auch unter gesundheitsökonomischen Gesichtspunkten. Durch eine seniorengerechte Praxis und spezielle Versorgungsangebote kann sich eine Zahnarztpraxis ein Alleinstellungsmerkmal erarbeiten und damit erfolgreich eine Nische besetzen, die sich zukünftig auch ökonomisch als sehr interessant darstellen dürfte. Es ist daher davon auszugehen, dass die Spezialisierung auf Alterszahnmedizin ein zukunftsträchtiges Geschäftsmodell ist, von dem auch insbesondere die alten Menschen profitieren können.

Es ist zu hoffen, dass sich durch bereits etablierte Ansätze und neue Initiativen die zahnmedizinische Versorgung von alten und pflegebedürftigen Menschen weiter verbessert und sich dies auch in einem signifikanten Rückgang des objektiven Behandlungsbedarfs sowie in einer positiven Entwicklung des Mundgesundheitszustands niederschlägt. Wenn die Zahnmedizin auch wenig zur Verlängerung des Lebens beitragen kann, so kann sie doch einen großen Beitrag dazu leisten, das Leben lebenswerter zu gestalten.

Literatur

[1] Reitemeier B, Schwenzer N, Ehrenfeld M (Hrsg.). Einführung in die Zahnmedizin. Stuttgart: Georg Thieme Verlag; 2006.
[2] Aarabi G, John MT, Schierz O, Heydecke G, Reißmann DR. The course of prosthodontic patients' oral health-related quality of life over a period of 2 years. J Dent 2015; 43: 261–268.
[3] Adam H, Preston AJ. The oral health of individuals with dementia in nursing homes. Gerodontology 2006; 23: 99–105.
[4] Adulyanon S, Sheiham A. Oral Impacts on Daily Performance. In: Slade GD (Hrsg.). Measuring Oral Health and Quality of Life. Chapel Hill: University of North Carolina, Department of Dental Ecology; 1997. S. 151–160.
[5] Agerberg G, Carlsson GE. Chewing Ability in Relation to Dental and General Health – Analyses of Data Obtained from a Questionnaire. Acta Odontol Scand 1981; 39: 147–153.
[6] Al-Harthi LS, Cullinan MP, Leichter JW, Thomson WM. The impact of periodontitis on oral health-related quality of life: a review of the evidence from observational studies. Aust Dent J 2013; 58: 274–277. quiz 384.
[7] Al-Omiri M, Hantash RA, Al-Wahadni A. Satisfaction with dental implants: a literature review. Implant Dent 2005; 14: 399–406.
[8] Albrecht M, Kupfer R, Reißmann DR, Muhlhauser I, Kopke S. Oral health educational interventions for nursing home staff and residents. Cochrane Database Syst Rev 2016; 9: CD010535.
[9] Allen PF, McMillan AS, Walshaw D, Locker D. A comparison of the validity of generic- and disease-specific measures in the assessment of oral health-related quality of life. Community Dent Oral Epidemiol 1999; 27: 344–352.
[10] Allgaier AK, Kramer D, Mergl R, Fejtkova S, Hegerl U. Validität der Geriatrischen Depressionsskala bei Altenheimbewohnern: Vergleich von GDS-15, GDS-8 und GDS-4. Psychiatr Prax 2011; 38: 280–286.
[11] Anderegg CR, Metzler DG. Tooth mobility revisited. J Periodontol 2001; 72: 963–967.
[12] Aslund M, Pjetursson BE, Lang NP. Measuring oral health-related quality-of-life using OHQoL-GE in periodontal patients presenting at the University of Berne, Switzerland. Oral Health Prev Dent 2008; 6: 191–197.
[13] Bahekar AA, Singh S, Saha S, Molnar J, Arora R. The prevalence and incidence of coronary heart disease is significantly increased in periodontitis: a meta-analysis. Am Heart J 2007; 154: 830–837.
[14] Baker SR, Pankhurst CL, Robinson PG. Testing relationships between clinical and non-clinical variables in xerostomia: a structural equation model of oral health-related quality of life. Qual Life Res 2007; 16: 297–308.
[15] Baker SR, Pankhurst CL, Robinson PG. Utility of two oral health-related quality-of-life measures in patients with xerostomia. Community Dent Oral Epidemiol 2006; 34: 351–362.
[16] Baltes PB, Mayer KU. The Berlin Aging Study: Aging from 70 to 100. 2nd ed. New York: Cambridge University Press; 2001.
[17] Bär C, Reiber T, Nitschke I. Status quo und Ziele der nahen und fernen Zukunft. ZM 2009; 99: 514–525.
[18] Barratt A. Evidence Based Medicine and Shared Decision Making: the challenge of getting both evidence and preferences into health care. Patient Educ Couns 2008; 73: 407–412.
[19] Behr M. Braucht der Mensch Zähne? Dtsch Zahnärztl Z 2003; 58: 393–400.
[20] Benz C, Haffner C. Zahnmedizin in der Pflege – das Teamwerk-Projekt –. IDZ Information 2009; 4.

[21] Benz C, Schwarz P, Medl B, Bauer C. Studie zur Zahngesundheit von Pflegeheim-Bewohnern in München. Dtsch Zahnärztl Z 1993; 48: 634–636.
[22] Berg R, Berkey DB, Tang JM, Baine C, Altman DS. Oral health status of older adults in Arizona: results from the Arizona Elder Study. Spec Care Dentist 2000; 20: 226–233.
[23] Bergner M, Bobbitt RA, Pollard WE, Martin DP, Gilson BS. The sickness impact profile: validation of a health status measure. Med Care 1976; 14: 57–67.
[24] Bernabé E, Flores-Mir C. Influence of anterior occlusal characteristics on self-perceived dental appearance in young adults. Angle Orthod 2007; 77: 831–836.
[25] Bernabé E, Marcenes W. Periodontal disease and quality of life in British adults. J Clin Periodontol 2010; 37: 968–972.
[26] Biesbroek S, van der A DL, Brosens MC, et al. Identifying cardiovascular risk factor-related dietary patterns with reduced rank regression and random forest in the EPIC-NL cohort. Am J Clin Nutr 2015; 102: 146–154.
[27] Boehm TK, Scannapieco FA. The epidemiology, consequences and management of periodontal disease in older adults. J Am Dent Assoc 2007; 138 Suppl: 26S–33S.
[28] Bollen KA. Structural equations with latent variables. New York: Wiley & Sons; 1989.
[29] Boretti G, Bickel M, Geering AH. A review of masticatory ability and efficiency. J Prosthet Dent 1995; 74: 400–403.
[30] Born G, Baumeister S, Sauer S, Hensel E, Kocher T, John U. Merkmale von Risikogruppen einer unzureichenden Inanspruchnahme zahnmedizinischer Leistungen – Ergebnisse der Study of Health in Pomerania (SHIP). Gesundheitswesen 2006; 68: 257–264.
[31] Borrell LN, Crawford ND. Social disparities in periodontitis among United States adults 1999–2004. Community Dent Oral Epidemiol 2008; 36: 383–391.
[32] Bosshardt DD, Stadlinger B, Terheyden H. Cell-to-cell communication – periodontal regeneration. Clin Oral Implants Res 2015; 26: 229–239.
[33] Boucher NE, Jr., Hanrahan JJ, Kihara FY. Occurrence of C-reactive protein in oral disease. J Dent Res 1967; 46: 624.
[34] Brecht JG, Meyer VP, Micheelis W. Prognose der Zahnärztezahl und des Bedarfs an zahnärztlichen Leistungen bis zum Jahr 2030 – Überprüfung und Erweiterung des Prognosemodells PROG20. IDZ-Information 2009; 1/09.
[35] Breivik H, Collett B, Ventafridda V, Cohen R, Gallacher D. Survey of chronic pain in Europe: prevalence, impact on daily life, and treatment. Eur J Pain 2006; 10: 287–333.
[36] Brennan DS, Spencer AJ, Roberts-Thomson KF. Quality of life and disability weights associated with periodontal disease. J Dent Res 2007; 86: 713–717.
[37] Broder HL, Slade G, Caine R, Reisine S. Perceived impact of oral health conditions among minority adolescents. J Public Health Dent 2000; 60: 189–192.
[38] Brothwell DJ, Jay M, Schonwetter DJ. Dental service utilization by independently dwelling older adults in Manitoba, Canada. J Can Dent Assoc 2008; 74: 161–161 f.
[39] Bullinger M. German translation and psychometric testing of the SF-36 Health Survey: preliminary results from the IQOLA Project. International Quality of Life Assessment. Soc Sci Med 1995; 41: 1359–1366.
[40] Bullinger M, Kirchberger I. Der SF-36-Fragebogen zum Gesundheitszustand: Handbuch für die deutschsprachige Fragebogenversion. Göttingen: Hogrefe; 1998.
[41] Bundesministerium für Gesundheit und Bundesministerium für Justiz. Patientenrechte in Deutschland. Berlin und Bonn; 2007.
[42] Bush HM, Dickens NE, Henry RG, et al. Oral health status of older adults in Kentucky: results from the Kentucky Elder Oral Health Survey. Spec Care Dentist 2010; 30: 185–192.
[43] Charles C, Gafni A, Whelan T. Shared decision-making in the medical encounter: what does it mean? (or it takes at least two to tango). Soc Sci Med 1997; 44: 681–692.

[44] Chen H, Zheng P, Zhu H, et al. Platelet-activating factor levels of serum and gingival crevicular fluid in nonsmoking patients with periodontitis and/or coronary heart disease. Clin Oral Investig 2010; 14: 629–636.
[45] Chen MS, Hunter P. Oral health and quality of life in New Zealand: a social perspective. Soc Sci Med 1996; 43: 1213–1222.
[46] Clark DC. Evaluation of aesthetics for the different classifications of the Tooth Surface Index of Fluorosis. Community Dent Oral Epidemiol 1995; 23: 80–83.
[47] Cohen J. Statistical power analysis for the behavioral sciences. 2nd ed. Hillsdale, NJ: Lawrence Earlbaum Associates; 1988.
[48] Coulter A. Paternalism or partnership? Patients have grown up-and there's no going back. BMJ 1999; 319: 719–720.
[49] Cunha-Cruz J, Hujoel PP, Kressin NR. Oral health-related quality of life of periodontal patients. J Periodontal Res 2007; 42: 169–176.
[50] Dahlstrom L, Carlsson GE. Temporomandibular disorders and oral health-related quality of life. A systematic review. Acta Odontol Scand 2010; 68: 80–85.
[51] Darre L, Vergnes JN, Gourdy P, Sixou M. Efficacy of periodontal treatment on glycaemic control in diabetic patients: A meta-analysis of interventional studies. Diabetes Metab 2008; 34: 497–506.
[52] Dawes C. Physiological factors affecting salivary flow rate, oral sugar clearance, and the sensation of dry mouth in man. J Dent Res 1987; 66 Spec No: 648–653.
[53] Demmer RT, Holtfreter B, Desvarieux M, et al. The influence of type 1 and type 2 diabetes on periodontal disease progression: prospective results from the Study of Health in Pomerania (SHIP). Diabetes Care 2012; 35: 2036–2042.
[54] Desrosiers J, Hebert R, Bravo G, Dutil E. Comparison of the Jamar dynamometer and the Martin vigorimeter for grip strength measurements in a healthy elderly population. Scand J Rehabil Med 1995; 27: 137–143.
[55] DeStefano F, Anda RF, Kahn HS, Williamson DF, Russell CM. Dental disease and risk of coronary heart disease and mortality. BMJ 1993; 306: 688–691.
[56] Dirix P, Nuyts S, Van den Bogaert W. Radiation-induced xerostomia in patients with head and neck cancer: a literature review. Cancer 2006; 107: 2525–2534.
[57] Dirix P, Nuyts S, Vander Poorten V, Delaere P, Van den Bogaert W. The influence of xerostomia after radiotherapy on quality of life: results of a questionnaire in head and neck cancer. Support Care Cancer 2008; 16: 171–179.
[58] Durham J, Fraser HM, McCracken GI, Stone KM, John MT, Preshaw PM. Impact of periodontitis on oral health-related quality of life. J Dent 2013; 41: 370–376.
[59] Dye BA, Barker LK, Li X, Lewis BG, Beltran-Aguilar ED. Overview and quality assurance for the oral health component of the National Health and Nutrition Examination Survey (NHANES), 2005–2008. J Public Health Dent 2011; 71:54–61.
[60] Dye BA, Barker LK, Selwitz RH, et al. Overview and quality assurance for the National Health and Nutrition Examination Survey (NHANES) oral health component, 1999–2002. Community Dent Oral Epidemiol 2007; 35: 140–151.
[61] Dye BA, Choudhary K, Shea S, Papapanou PN. Serum antibodies to periodontal pathogens and markers of systemic inflammation. J Clin Periodontol 2005; 32: 1189–1199.
[62] Dye BA, Li X, Beltran-Aguilar ED. Selected oral health indicators in the United States, 2005–2008. NCHS Data Brief 2012; 1–8.
[63] Dye BA, Li X, Lewis BG, Iafolla T, Beltran-Aguilar ED, Eke PI. Overview and quality assurance for the oral health component of the National Health and Nutrition Examination Survey (NHANES), 2009–2010. J Public Health Dent 2014; 74: 248–256.

[64] Dye BA, Nowjack-Raymer R, Barker LK, et al. Overview and quality assurance for the oral health component of the National Health and Nutrition Examination Survey (NHANES), 2003–2004. J Public Health Dent 2008; 68: 218–226.

[65] Dye BA, Tan S, Smith V, et al. Trends in oral health status: United States, 1988–1994 and 1999–2004. Vital Health Stat 2007; 11: 1–92.

[66] Eberhard J, Grote K, Luchtefeld M, et al. Experimental gingivitis induces systemic inflammatory markers in young healthy individuals: a single-subject interventional study. PLoS One 2013; 8: e55265.

[67] Ebersole JL, Cappelli D. Acute-phase reactants in infections and inflammatory diseases. Periodontol 2000; 23: 19–49.

[68] Eichner K. Über eine Einteilung der Lückengebisse für die Prothetik. Dtsch Zahnärztl Z 1955; 10: 1831–1834.

[69] Eke PI, Dye BA, Wei L, et al. Update on Prevalence of Periodontitis in Adults in the United States: NHANES 2009–2012. J Periodontol 2015: 1–18.

[70] Eke PI, Dye BA, Wei L, Thornton-Evans GO, Genco RJ. Prevalence of periodontitis in adults in the United States: 2009 and 2010. J Dent Res 2012; 91: 914–920.

[71] Elias AC, Sheiham A. The relationship between satisfaction with mouth and number and position of teeth. J Oral Rehabil 1998; 25: 649–661.

[72] Ellefsen B, Holm-Pedersen P, Morse DE, Schroll M, Andersen BB, Waldemar G. Caries prevalence in older persons with and without dementia. J Am Geriatr Soc 2008; 56: 59-67.

[73] Emami E, Heydecke G, Rompre PH, de Grandmont P, Feine JS. Impact of implant support for mandibular dentures on satisfaction, oral and general health-related quality of life: a meta-analysis of randomized-controlled trials. Clin Oral Implants Res 2009; 20: 533–544.

[74] Emanuel EJ, Emanuel LL. Four models of the physician-patient relationship. JAMA 1992; 267: 2221–2226.

[75] Ernest SL. Dietary intake, food preferences, stimulated salivary flow rate, and masticatory ability in older adults with complete dentitions. Spec Care Dentist 1993; 13: 102–106.

[76] Ettinger RL. Dental management of patients with Alzheimer's disease and other dementias. Gerodontology 2000; 17: 8–16.

[77] Fernandes CP, Oliveira FA, Silva PG, et al. Molecular analysis of oral bacteria in dental biofilm and atherosclerotic plaques of patients with vascular disease. Int J Cardiol 2014; 174: 710–712.

[78] Figueiredo LC, Rosetti EP, Marcantonio E, Jr., Marcantonio RA, Salvador SL. The relationship of oral malodor in patients with or without periodontal disease. J Periodontol 2002; 73: 1338–1342.

[79] Filomeno M, Bosetti C, Garavello W, et al. The role of a Mediterranean diet on the risk of oral and pharyngeal cancer. Br J Cancer 2014; 111: 981–986.

[80] Finch S, Doyle W, Lowe C, et al. National Diet and Nutrition Survey: People aged 65 and over. Vol. 1: Report of the Diet and Nutrition Survey. London: HMSO; 1998.

[81] Folstein MF, Folstein SE, McHugh PR. "Mini-mental state". A practical method for grading the cognitive state of patients for the clinician. J Psychiatr Res 1975; 12: 189–198.

[82] Frenkel H, Harvey I, Newcombe RG. Oral health care among nursing home residents in Avon. Gerodontology 2000; 17: 33–38.

[83] Fuchs J, Busch M, Lange C, Scheidt-Nave C. Prevalence and patterns of morbidity among adults in Germany. Results of the German telephone health interview survey German Health Update (GEDA) 2009. Bundesgesundheitsblatt – Gesundheitsforschung – Gesundheitsschutz 2012; 55: 576–586.

[84] Furuyama C, Takaba M, Inukai M, Mulligan R, Igarashi Y, Baba K. Oral health-related quality of life in patients treated by implant-supported fixed dentures and removable partial dentures. Clin Oral Implants Res 2012; 23: 958–962.
[85] Gandek B, Ware JE, Aaronson NK, et al. Cross-validation of item selection and scoring for the SF-12 Health Survey in nine countries: results from the IQOLA Project. International Quality of Life Assessment. J Clin Epidemiol 1998; 51: 1171–1178.
[86] Gaszynska E, Szatko F, Godala M, Gaszynski T. Oral health status, dental treatment needs, and barriers to dental care of elderly care home residents in Lodz, Poland. Clin Interv Aging 2014; 9: 1637–1644.
[87] General Medical Council. Consent: patients and doctors making decisions together. London: General Medical Council; 2008.
[88] Gerritsen AE, Allen PF, Witter DJ, Bronkhorst EM, Creugers NH. Tooth loss and oral health-related quality of life: a systematic review and meta-analysis. Health Qual Life Outcomes 2010; 8: 126.
[89] Ghezzi EM, Lange LA, Ship JA. Determination of variation of stimulated salivary flow rates. J Dent Res 2000; 79: 1874–1878.
[90] Glick M, Williams DM, Kleinman DV, Vujicic M, Watt RG, Weyant RJ. A new definition for oral health developed by the FDI World Dental Federation opens the door to a universal definition of oral health. J Am Dent Assoc 2016; 147: 915–917.
[91] Grossmann AC, Hassel AJ, Schilling O, Lehmann F, Koob A, Rammelsberg P. Treatment with double crown-retained removable partial dentures and oral health-related quality of life in middle- and high-aged patients. Int J Prosthodont 2007; 20: 576–578.
[92] Guigoz Y, Lauque S, Vellas BJ. Identifying the elderly at risk for malnutrition. The Mini Nutritional Assessment. Clin Geriatr Med 2002; 18: 737–757.
[93] Hallauer J, Bienstein C, Lehr U, Rönsch H. SÄVIP – Studie zur ärztlichen Versorgung in Pflegeheimen. Hannover: Vincentz Network Marketing Services; 2005.
[94] Härter M, Loh A, Spies C. Gemeinsam entscheiden – erfolgreich behandeln – Neue Wege für Ärzte und Patienten im Gesundheitswesen. Köln: Deutscher Ärzteverlag; 2005.
[95] Hartmann R, Müller F. Das dentofaziale Erscheinungsbild im Alter. Quintessenz 2005; 56: 707–713.
[96] Helkimo M. Studies on function and dysfunction of the masticatory system. II. Index for anamnestic and clinical dysfunction and occlusal state. Sven Tandlak Tidskr 1974; 67: 101–121.
[97] Heydecke G, Boudrias P, Awad MA, De Albuquerque RF, Lund JP, Feine JS. Within-subject comparisons of maxillary fixed and removable implant prostheses: Patient satisfaction and choice of prosthesis. Clin Oral Implants Res 2003; 14: 125–130.
[98] Heydecke G, Locker D, Awad MA, Lund JP, Feine JS. Oral and general health-related quality of life with conventional and implant dentures. Community Dent Oral Epidemiol 2003; 31: 161–168.
[99] Heydecke G, Thomason JM, Lund JP, Feine JS. The impact of conventional and implant supported prostheses on social and sexual activities in edentulous adults Results from a randomized trial 2 months after treatment. J Dent 2005; 33: 649–657.
[100] Hoeksema AR, Peters LL, Raghoebar GM, Meijer HJ, Vissink A, Visser A. Oral health status and need for oral care of care-dependent indwelling elderly: from admission to death. Clin Oral Investig 2016.
[101] Hoffmann K, Schulze MB, Schienkiewitz A, Nothlings U, Boeing H. Application of a new statistical method to derive dietary patterns in nutritional epidemiology. Am J Epidemiol 2004; 159: 935–944.

[102] Hoffmann K, Zyriax BC, Boeing H, Windler E. A dietary pattern derived to explain biomarker variation is strongly associated with the risk of coronary artery disease. Am J Clin Nutr 2004; 80: 633–640.
[103] Holm B, Soderhamn O. Factors associated with nutritional status in a group of people in an early stage of dementia. Clin Nutr 2003; 22: 385–389.
[104] Ikebe K, Matsuda K, Kagawa R, et al. Masticatory performance in older subjects with varying degrees of tooth loss. J Dent 2012; 40: 71–76.
[105] Ikebe K, Nokubi T, Ettinger RL. Utilization of dental health services by community-dwelling older adults in Japan who attended a weekly educational programme. Gerodontology 2002; 19: 115–122.
[106] Jabbour Z, Emami E, de Grandmont P, Rompre PH, Feine JS. Is oral health-related quality of life stable following rehabilitation with mandibular two-implant overdentures? Clin Oral Implants Res 2012; 23: 1205–1209.
[107] Jellema AP, Slotman BJ, Doornaert P, Leemans CR, Langendijk JA. Impact of radiation-induced xerostomia on quality of life after primary radiotherapy among patients with head and neck cancer. Int J Radiat Oncol Biol Phys 2007; 69: 751–760.
[108] Jensen SB, Pedersen AM, Vissink A, et al. A systematic review of salivary gland hypofunction and xerostomia induced by cancer therapies: prevalence, severity and impact on quality of life. Support Care Cancer 2010; 18: 1039–1060.
[109] Johansson A, Unell L, Carlsson GL, Soderfeldt B, Halling A, Widar F. Associations between social and general health factors and symptoms related to temporomandibular disorders and bruxism in a population of 50-year-old subjects. Acta Odontol Scand 2004; 62: 231–237.
[110] John M, Micheelis W. Mundgesundheitsbezogene Lebensqualität in der Bevölkerung: Grundlagen und Ergebnisse des Oral Health Impact Profile (OHIP) aus einer repräsentativen Stichprobe in Deutschland. 1. Ausgabe. Köln: Institut der Deutschen Zahnärzte; 2003.
[111] John MT, Feuerstahler L, Waller N, et al. Confirmatory factor analysis of the Oral Health Impact Profile. J Oral Rehabil 2014; 41: 644–652.
[112] John MT, LeResche L, Koepsell TD, Hujoel P, Miglioretti DL, Micheelis W. Oral health-related quality of life in Germany. Eur J Oral Sci 2003; 111: 483–491.
[113] John MT, Miglioretti DL, LeResche L, Koepsell TD, Hujoel P, Micheelis W. German short forms of the Oral Health Impact Profile. Community Dent Oral Epidemiol 2006; 34: 277–288.
[114] John MT, Patrick DL, Slade GD. The German version of the Oral Health Impact Profile – translation and psychometric properties. Eur J Oral Sci 2002; 110: 425–433.
[115] John MT, Reißmann DR, Allen F, Biffar R. The short-term effect of prosthodontic treatment on self-reported oral health status: the use of a single-item questionnaire. Int J Prosthodont 2007; 20: 507–513.
[116] John MT, Reißmann DR, Feuerstahler L, et al. Exploratory factor analysis of the Oral Health Impact Profile. J Oral Rehabil 2014; 41: 635–643.
[117] John MT, Reißmann DR, Schierz O, Wassell RW. Oral health-related quality of life in patients with temporomandibular disorders. J Orofac Pain 2007; 21: 46–54.
[118] John MT, Reißmann DR, Szentpetery A, Steele J. An approach to define clinical significance in prosthodontics. J Prosthodont 2009; 18: 455–460.
[119] John MT, Rener-Sitar K, Baba K, et al. Patterns of impaired oral health-related quality of life dimensions. J Oral Rehabil 2016; 43: 519–527.
[120] John MT, Slade GD, Szentpetery A, Setz JM. Oral health-related quality of life in patients treated with fixed, removable, and complete dentures 1 month and 6 to 12 months after treatment. Int J Prosthodont 2004; 17: 503–511.
[121] Jokstad A, Ambjornsen E, Eide KE. Oral health in institutionalized elderly people in 1993 compared with in 1980. Acta Odontol Scand 1996; 54: 303–308.

[122] Jordan AR, Micheelis W. Fünfte Deutsche Mundgesundheitsstudie (DMS V). Institut der Deutschen Zahnärzte (IDZ) (Hrsg.). Köln: Deutscher Zahnärzte Verlag DÄV; 2016.
[123] Joshipura KJ, Willett WC, Douglass CW. The impact of edentulousness on food and nutrient intake. J Am Dent Assoc 1996; 127: 459–467.
[124] Kanno T, Carlsson GE. A review of the shortened dental arch concept focusing on the work by the Kayser/Nijmegen group. J Oral Rehabil 2006; 33: 850–862.
[125] Kassan SS, Moutsopoulos HM. Clinical manifestations and early diagnosis of Sjogren syndrome. Arch Intern Med 2004; 164: 1275–1284.
[126] Katsoulis J, Huber S, Mericske-Stern R. Gerodontologischer Konsiliardienst bei stationären Geriatriepatienten: Allgemeinmedizinischer Zustand (I). Schweiz Monatsschr Zahnmed 2009; 119: 12–18.
[127] Käyser AF. Shortened dental arches and oral function. J Oral Rehabil 1981; 8: 457–462.
[128] Khanna S, Biswas S, Shang Y, et al. Macrophage dysfunction impairs resolution of inflammation in the wounds of diabetic mice. PLoS One 2010; 5: e9539.
[129] Kilpeläinen PV, Phillips C, Tulloch JF. Anterior tooth position and motivation for early treatment. Angle Orthod 1993 ;63: 171–174.
[130] Kisely S, Quek LH, Pais J, Lalloo R, Johnson NW, Lawrence D. Advanced dental disease in people with severe mental illness: systematic review and meta-analysis. Br J Psychiatry 2011; 199: 187–193.
[131] Klemetti E. A review of residual ridge resorption and bone density. J Prosthet Dent 1996; 75: 512–514.
[132] Kline RB. Principles and Practices of Structural Equation Modeling. 3. Ausgabe. New York: Guilford Press; 2011.
[133] Knabe C, Kram P. Dental care for institutionalized geriatric patients in Germany. J Oral Rehabil 1997; 24: 909–912.
[134] Kohli R, Sehgal HS, Nelson S, Schwarz E. Oral health needs, dental care utilization, and quality of life perceptions among Oregonian seniors. Spec Care Dentist 2017; 37: 85–92.
[135] Kolenikov S. Confirmatory factor analysis using confa. Stata Journal 2009; 9: 329–373.
[136] Kuboki T, Okamoto S, Suzuki H, et al. Quality of life assessment of bone-anchored fixed partial denture patients with unilateral mandibular distal-extension edentulism. J Prosthet Dent 1999; 82: 182–187.
[137] Kurita H, Ohtsuka A, Kurashina K, Kopp S. Chewing ability as a parameter for evaluating the disability of patients with temporomandibular disorders. J Oral Rehabil 2001; 28: 463–465.
[138] Leal SC, Bittar J, Portugal A, Falcao DP, Faber J, Zanotta P. Medication in elderly people: its influence on salivary pattern, signs and symptoms of dry mouth. Gerodontology 2010; 27: 129–133.
[139] Lester V, Ashley FP, Gibbons DE. Reported dental attendance and perceived barriers to care in frail and functionally dependent older adults. Br Dent J 1998; 184: 285–289.
[140] Lipton JA, Ship JA, Larach-Robinson D. Estimated prevalence and distribution of reported orofacial pain in the United States. J Am Dent Assoc 1993; 124: 115–121.
[141] Locker D. Dental status, xerostomia and the oral health-related quality of life of an elderly institutionalized population. Spec Care Dentist 2003; 23: 86–93.
[142] Locker D, Matear D, Stephens M, Jokovic A. Oral health-related quality of life of a population of medically compromised elderly people. Community Dent Health 2002; 19: 90–97.
[143] Lockhart PB, Bolger AF, Papapanou PN, et al. Periodontal disease and atherosclerotic vascular disease: does the evidence support an independent association?: a scientific statement from the American Heart Association. Circulation 2012; 125: 2520–2544.
[144] Lövdén M, Ghisletta P, Lindenberger U. Cognition in the Berlin Aging Study (BASE): The First 10 Years. Aging Neuropsychol Cogn 2004; 11: 104–133.

[145] Lozano R, Naghavi M, Foreman K, et al. Global and regional mortality from 235 causes of death for 20 age groups in 1990 and 2010: a systematic analysis for the Global Burden of Disease Study 2010. Lancet 2012; 380: 2095–2128.
[146] Luchsinger JA, Pablos-Mendez A, Knirsch C, Rabinowitz D, Shea S. Antibiotic use and risk of ischemic stroke in the elderly. Am J Med 2001;111:361-366
[147] Luchsinger JA, Pablos-Mendez A, Knirsch C, Rabinowitz D, Shea S. Relation of antibiotic use to risk of myocardial infarction in the general population. Am J Cardiol 2002; 89: 18–21.
[148] Luthardt RG, Marre B, Heinecke A, et al. The Randomized Shortened Dental Arch study (RaSDA): design and protocol. Trials 2010; 11: 15.
[149] Mack F, Schwahn C, Feine JS, et al. The impact of tooth loss on general health related to quality of life among elderly Pomeranians: results from the study of health in Pomerania (SHIP-O). Int J Prosthodont 2005; 18: 414–419.
[150] Mahoney FI, Barthel DW. Functional Evaluation: The Barthel Index. Md State Med J 1965; 14: 61–65.
[151] Manderson RD, Ettinger RL. Dental status of the institutionalized elderly population of Edinburgh. Community Dent Oral Epidemiol 1975; 3: 100–107.
[152] Manski RJ, Moeller J, Chen H, et al. Dental care expenditures and retirement. J Public Health Dent 2010; 70: 148–155.
[153] Marcelino SL, Gaetti-Jardim E, Jr., Nakano V, et al. Presence of periodontopathic bacteria in coronary arteries from patients with chronic periodontitis. Anaerobe 2010; 16: 629–632.
[154] Marques LS, Ramos-Jorge ML, Paiva SM, Pordeus IA. Malocclusion: esthetic impact and quality of life among Brazilian schoolchildren. Am J Orthod Dentofacial Orthop 2006; 129: 424–427.
[155] McGonigal G, Thomas B, McQuade C, Starr JM, MacLennan WJ, Whalley LJ. Epidemiology of Alzheimer's presenile dementia in Scotland, 1974–1988. BMJ 1993; 306: 680–683.
[156] McGrath C, Bedi R. An evaluation of a new measure of oral health related quality of life – OHQoL-UK(W). Community Dent Health 2001; 18: 138–143.
[157] Mealey BL. Periodontal disease and diabetes. A two-way street. J Am Dent Assoc 2006; 137 Suppl: 26S–31S.
[158] Mealey BL, Ocampo GL. Diabetes mellitus and periodontal disease. Periodontol 2000. 2007; 44: 127–153.
[159] Micheelis W. Zur Dynamik des sozialen Gradienten in der Mundgesundheit – Befunde aus 1997 und 2005. Präv Gesundheitsf 2009; 4: 113–117.
[160] Micheelis W, Bauch J. Mundgesundheitszustand und -verhalten in der Bundesrepublik Deutschland (DMS I). IDZ – Institut der Deutschen Zahnärzte (Hrsg.). Köln: Deutscher Ärzte-Verlag; 1991.
[161] Micheelis W, Bauch J. Mundgesundheitszustand und -verhalten in Ostdeutschland (DMS II). IDZ – Institut der Deutschen Zahnärzte (Hrsg.). Köln: Deutscher Ärzte-Verlag; 1993.
[162] Micheelis W, Reich E. Dritte Deutsche Mundgesundheitsstudie (DMS III). IDZ – Institut der Deutschen Zahnärzte (Hrsg.). Köln: Deutscher Ärzte-Verlag; 1999.
[163] Micheelis W, Schiffner U. Vierte Deutsche Mundgesundheitsstudie (DMS IV). IDZ – Institut der Deutschen Zahnärzte (Hrsg.). Köln: Deutscher Ärzte-Verlag; 2006.
[164] Mitov G, Rabbo M, Draenert F, Wagner M, Pospiech P. Dental care and treatment needs of elderly in nursing homes in the Saarland: perceptions and oral health status of the inhabitants. J Public Health 2014; 22: 73–79.
[165] Miura H, Kariyasu M, Yamasaki K, Arai Y, Sumi Y. Relationship between general health status and the change in chewing ability: a longitudinal study of the frail elderly in Japan over a 3-year period. Gerodontology 2005; 22: 200–205.

[166] Miura H, Miura K, Mizugai H, Arai Y, Umenai T, Isogai E. Chewing ability and quality of life among the elderly residing in a rural community in Japan. J Oral Rehabil 2000; 27: 731–734.
[167] Miura H, Yamasaki K, Kariyasu M, Miura K, Sumi Y. Relationship between cognitive function and mastication in elderly females. J Oral Rehabil 2003; 30: 808–811.
[168] Miyazaki H, Shirahama R, Ohtani I, Shimada N, Takehara T. Oral health conditions and denture treatment needs in institutionalized elderly people in Japan. Community Dent Oral Epidemiol 1992; 20: 297–301.
[169] Montal S, Tramini P, Triay JA, Valcarcel J. Oral hygiene and the need for treatment of the dependent institutionalised elderly. Gerodontology 2006; 23: 67–72.
[170] Montero-Martin J, Bravo-Perez M, Albaladejo-Martinez A, Hernandez-Martin LA, Rosel-Gallardo EM. Validation the Oral Health Impact Profile (OHIP-14sp) for adults in Spain. Med Oral Patol Oral Cir Bucal 2009; 14: E44–50.
[171] N'Gom PI, Woda A. Influence of impaired mastication on nutrition. J Prosthet Dent 2002; 87: 667–673.
[172] Nagarajan S, Chandra RV. Perception of oral health related quality of life (OHQoL-UK) among periodontal risk patients before and after periodontal therapy. Community Dent Health 2012; 29: 90–94.
[173] Nagarajan S, Pushpanjali K. The relationship of malocclusion as assessed by the Dental Aesthetic Index (DAI) with perceptions of aesthetics, function, speech and treatment needs among 14- to 15-year-old schoolchildren of Bangalore, India. Oral Health Prev Dent 2010; 8: 221–228.
[174] National Institute of Dental and Craniofacial Research and National Institutes of Health. Oral Cancer Prevalence (Total Number of Cases) by Age. 2004 [zitiert 28.07.2017]; verfügbar über: http://www.nidcr.nih.gov/DataStatistics/FindDataByTopic/OralCancer/OralCancerPrevalence.htm.
[175] Nederfors T. Xerostomia: prevalence and pharmacotherapy. With special reference to beta-adrenoceptor antagonists. Swed Dent J Suppl 1996; 116: 1–70.
[176] Needleman I, McGrath C, Floyd P, Biddle A. Impact of oral health on the life quality of periodontal patients. J Clin Periodontol 2004; 31: 454–457.
[177] Nettleton JA, Steffen LM, Schulze MB, et al. Associations between markers of subclinical atherosclerosis and dietary patterns derived by principal components analysis and reduced rank regression in the Multi-Ethnic Study of Atherosclerosis (MESA). Am J Clin Nutr 2007; 85: 1615–1625.
[178] Newton JP, McManus FC, Menhenick S. Jaw muscles in older overdenture patients. Gerodontology 2004; 21: 37–42.
[179] Ng M, Freeman MK, Fleming TD, et al. Smoking prevalence and cigarette consumption in 187 countries, 1980–2012. JAMA 2014; 311: 183–192.
[180] Ng SK, Leung WK. Oral health-related quality of life and periodontal status. Community Dent Oral Epidemiol 2006; 34 :114–122.
[181] Nickenig HJ, Wichmann M, Andreas SK, Eitner S. Oral health-related quality of life in partially edentulous patients: assessments before and after implant therapy. J Craniomaxillofac Surg 2008; 36: 477–480.
[182] Niederman R, Weyant R. Periodontal disease, cardiovascular disease, the American Heart Association, the American Academy of Periodontology, and the rooster syndrome. Evid Based Dent 2012; 13: 34, 36.
[183] Niessen LC. Geriatric dentistry in the next millennium: opportunities for leadership in oral health. Gerodontology 2000; 17: 3–7.

[184] Nikolaus T. Das geriatrische Assessment – Aktueller Erkenntnisstand hinsichtlich der Eignungskriterien (Diskrimination, Prädiktion, Evaluation, Praktikabilität). Z Gerontol Geriat 2001; 34: I036.
[185] Nikolaus T, Specht-Leible N, Bach M, Oster P, Schlierf G. Soziale Apsekte bei der Diagnostik und Therapie hochbetagter Patienten. Erste Erfahrungen mit einem neu entwickelten Fragebogen im Rahmen des Geriatrischen Assessments. Z Gerontol 1994; 27: 240–245.
[186] Nitschke I. Zur Mundgesundheit von Senioren – ein epidemiologischer Überblick über ausgewählte orofaziale Erkrankungen und ihre longitudinale Betrachtung. Berlin: Quintessenz; 2006.
[187] Nitschke I, Bleiel D, Kunze J. Achtung, Senioren in der Praxis! Zur Notwendigkeit und Möglichkeit einer Spezialisierung im Fachgebiet Seniorenzahnmedizin. Quintessenz 2012; 63: 1037–1046.
[188] Nitschke I, Hopfenmüller W. Die zahnmedizinische Versorgung älterer Menschen. In: Mayer KU, Baltes PB (Hrsg.)., Die Berliner Altersstudie. Berlin: Akademie Verlag; 1996. S. 429–448.
[189] Nitschke I, Ilgner A, Meissner G, Reiber T. Zahngesundheit von Bewohnern in ländlichen und städtischen Senioreneinrichtungen. Dtsch Zahnärztl Z 2003; 58: 457–462.
[190] Nitschke I, Ilgner A, Müller F. Barriers to provision of dental care in long-term care facilities: the confrontation with ageing and death. Gerodontology 2005; 22: 123–129.
[191] Nitschke I, Majdani M, Sobotta BAJ, Reiber T, Hopfenmüller W. Dental care of frail older people and those caring for them. J Clin Nurs 2010; 19: 1882–1890.
[192] Nitschke I, Müller F, Ilgner A, Reiber T. Undergraduate teaching in gerodontology in Austria, Switzerland and Germany. Gerodontology 2004; 21: 123–129.
[193] Nordenram G, Ljunggren G. Oral status, cognitive and functional capacity versus oral treatment need in nursing home residents: a comparison between assessments by dental and ward staff. Oral Diseases 2002; 8: 296–302.
[194] Norman GR, Sloan JA, Wyrwich KW. Interpretation of changes in health-related quality of life: the remarkable universality of half a standard deviation. Med Care 2003; 41: 582–592.
[195] Nunn J, Morris J, Pine C, Pitts NB, Bradnock G, Steele J. The condition of teeth in the UK in 1998 and implications for the future. Br Dent J 2000; 189: 639–644.
[196] O'Connor AM, Bennett CL, Stacey D, et al. Decision aids for people facing health treatment or screening decisions. Cochrane Database Syst Rev 2009: CD001431.
[197] O'Neill O. Autonomy and trust in bioethics. Cambridge: Cambridge University Press; 2002.
[198] Office for National Statistics. Social Survey Division and Information Centre for Health and Social Care. Adult Dental Health Survey, 2009. 2nd ed. Colchester, Essex: UK Data Archive; 2012.
[199] Office of Population Censuses and Surveys. Social Survey Division. Adult Dental Health Survey, 1998. 2nd ed. Colchester, Essex: UK Data Archive; 2013.
[200] Office of Population Censuses and Surveys. Social Survey Division. Adult Dental Health, 1988. Colchester, Essex: UK Data Archive; 1991.
[201] Okeson JP. Bell's orofacial pain. Carol Stream: Quintessence; 1995.
[202] Onyeaso CO, Aderinokun GA. The relationship between dental aesthetic index (DAI) and perceptions of aesthetics, function and speech amongst secondary school children in Ibadan, Nigeria. Int J Paediatr Dent 2003; 13: 336–341.
[203] Oosterhaven SP, Westert GP, Schaub RMH, Vanderbilt A. Social and Psychologic Implications of Missing Teeth for Chewing Ability. Community Dent Oral Epidemiol 1988; 16: 79–82.
[204] Orellana MF, Lagravere MO, Boychuk DG, Major PW, Flores-Mir C. Prevalence of xerostomia in population-based samples: a systematic review. J Public Health Dent 2006; 66: 152–158.
[205] Osterberg T, Carlsson GE. Dental state, prosthodontic treatment and chewing ability – a study of five cohorts of 70-year-old subjects. J Oral Rehabil 2007; 34: 553–559.

[206] Paykel ES, Brayne C, Huppert FA, et al. Incidence of dementia in a population older than 75 years in the United Kingdom. Arch Gen Psychiatry 1994; 51: 325–332.
[207] Peltola P, Vehkalahti MM, Wuolijoki-Saaristo K. Oral health and treatment needs of the long-term hospitalised elderly. Gerodontology 2004; 21: 93–99.
[208] Peppa M, Raptis SA. Glycoxidation and wound healing in diabetes: an interesting relationship. Curr Diabetes Rev 2011; 7: 416–425.
[209] Pereira LJ, Gaviao MBD, van der Bilt A. Influence of oral characteristics and food products on masticatory function. Acta Odontol Scand 2006; 64: 193–201.
[210] Petricevic N, Celebic A, Rener-Sitar K. A 3-year longitudinal study of quality-of-life outcomes of elderly patients with implant- and tooth-supported fixed partial dentures in posterior dental regions. Gerodontology 2012; 29: 956–963.
[211] Podsiadlo D, Richardson S. The timed "Up & Go": a test of basic functional mobility for frail elderly persons. J Am Geriatr Soc 1991; 39: 142–148.
[212] Polzer I, Schwahn C, Volzke H, Mundt T, Biffar R. The association of tooth loss with all-cause and circulatory mortality. Is there a benefit of replaced teeth? A systematic review and meta-analysis. Clin Oral Investig 2012; 16: 333–351.
[213] Ponsi J, Lahti S, Rissanen H, Oikarinen K. Change in subjective oral health after single dental implant treatment. Int J Oral Maxillofac Implants 2011; 26: 571–577.
[214] Pratibha PK, Bhat KM, Bhat GS. Oral malodor: a review of the literature. J Dent Hyg 2006; 80: 8.
[215] Preciado A, Del Rio J, Suarez-Garcia MJ, Montero J, Lynch CD, Castillo-Oyague R. Differences in impact of patient and prosthetic characteristics on oral health-related quality of life among implant-retained overdenture wearers. J Dent 2012; 40: 857–865.
[216] Ratcliff PA, Johnson PW. The relationship between oral malodor, gingivitis, and periodontitis. A review. J Periodontol 1999; 70: 485–489.
[217] Reisine S, Freilich M, Ortiz D, Pendrys D, Shafer D, Taxel P. Quality of life improves among post-menopausal women who received bone augmentation during dental implant therapy. Int J Oral Maxillofac Surg 2012; 41: 1558–1562.
[218] Reisine ST, Fertig J, Weber J, Leder S. Impact of dental conditions on patients' quality of life. Community Dent Oral Epidemiol 1989; 17: 7–10.
[219] Reißmann DR, Dard M, Lamprecht R, Struppek J, Heydecke G. (2017) Oral health-related quality of life in subjects with implant-supported prostheses: A systematic review. J Dent 65: 22-40.
[220] Reißmann DR, Dietze B, Vogeler M, Schmelzeisen R, Heydecke G. Impact of donor site for bone graft harvesting for dental implants on health-related and oral health-related quality of life. Clin Oral Implants Res 2013; 24: 698–705.
[221] Reißmann DR, Heydecke G, van den Bussche H. Die zahnärztliche Versorgung von Pflegeheimbewohnern in Deutschland – eine kritische Würdigung der vorliegenden Studien. Dtsch Zahnärztl Z 2010; 65: 647–653.
[222] Reißmann DR, John MT, Schierz O, Kriston L, Hinz A. Association between perceived oral and general health. J Dent 2013; 41: 581–589
[223] Reißmann DR, John MT, Schierz O, Wassell RW. Functional and psychosocial impact related to specific temporomandibular disorder diagnoses. J Dent 2007; 35: 643–650.
[224] Reißmann DR, Schierz O, Szentpetery AG, John MT. Improved perceived general health is observed with prosthodontic treatment. J Dent 2011; 39: 326–331.
[225] Retzepi M, Donos N. The effect of diabetes mellitus on osseous healing. Clin Oral Implants Res 2010; 21: 673–681.
[226] Robert Koch-Institut. Gesundheit in Deutschland aktuell – Telefonischer Gesundheitssurvey (GEDA). Berlin: Robert Koch-Institut; 2016.

[227] Rostron J, Rogers S, Longman L, Kaney S, Field EA. Health-related quality of life in patients with primary Sjogren's syndrome and xerostomia: a comparative study. Gerodontology 2002; 19: 53–59.

[228] Saito A, Hosaka Y, Kikuchi M, et al. Effect of initial periodontal therapy on oral health-related quality of life in patients with periodontitis in Japan. J Periodontol 2010; 81: 1001–1009.

[229] Saito A, Ota K, Hosaka Y, et al. Potential impact of surgical periodontal therapy on oral health-related quality of life in patients with periodontitis: a pilot study. J Clin Periodontol 2011; 38: 1115–1121.

[230] Sakurai K, Wang D, Suzuki J, et al. High incidence of actinobacillus actinomycetemcomitans infection in acute coronary syndrome. Int Heart J 2007; 48: 663–675.

[231] Saremi A, Nelson RG, Tulloch-Reid M, et al. Periodontal disease and mortality in type 2 diabetes. Diabetes Care 2005; 28: 27–32.

[232] Saub R, Evans RW. Dental needs of elderly hostel residents in inner Melbourne. Aust Dent J 2001; 46: 198–202.

[233] Schierz O, Dommel S, Hirsch C, Reißmann DR. Occlusal tooth wear in the general population of Germany: effects of age, sex, and location of teeth. J Prosthet Dent 2014; 112: 465–471.

[234] Schierz O, John MT, Reißmann DR, Mehrstedt M, Szentpetery A. Comparison of perceived oral health in patients with temporomandibular disorders and dental anxiety using oral health-related quality of life profiles. Qual Life Res 2008; 17: 857–866.

[235] Schneekloth U, Wahl HW. Möglichkeiten und Grenzen selbständiger Lebensführung in stationären Einrichtungen (MuG IV). Demenz, Angehörige und Freiwillige, Versorgungssituation sowie Beispielen für „Good Practice". München: Bundesministerium für Familie, Senioren, Frauen und Jugend; 2007.

[236] Schumann I, Sobotta BAJ, Reiber T, Nitschke I. Oral Health Services in Long-term Care Facilities Between 1989 and 2003 – Has Germany Seen any Progress? Int J Gerontol 2011; 5: 98–102.

[237] Sheiham A, Steele J. Does the condition of the mouth and teeth affect the ability to eat certain foods, nutrient and dietary intake and nutritional status amongst older people? Public Health Nutr 2001; 4: 797–803.

[238] Sheiham A, Steele JG, Marcenes W, et al. The relationship among dental status, nutrient intake, and nutritional status in older people. J Dent Res 2001; 80: 408–413.

[239] Shimazaki Y, Soh I, Koga T, Miyazaki H, Takehara T. Relationship between dental care and oral health in institutionalized elderly people in Japan. J Oral Rehabil 2004; 31: 837–842.

[240] Ship JA, Pillemer SR, Baum BJ. Xerostomia and the geriatric patient. J Am Geriatr Soc 2002; 50: 535–543.

[241] Shulman JD, Beach MM, Rivera-Hidalgo F. The prevalence of oral mucosal lesions in U.S. adults: data from the Third National Health and Nutrition Examination Survey, 1988–1994. J Am Dent Assoc 2004; 135: 1279–1286.

[242] Shulman KI, Gold DP, Cohen CA, Zucchero CA. Clock-drawing and dementia in the community: A longitudinal study. Int J Geriatr Psychiatry 1993; 8: 487–496.

[243] Slack-Smith L, Lange A, Paley G, O'Grady M, French D, Short L. Oral health and access to dental care: a qualitative investigation among older people in the community. Gerodontology 2010; 27: 104–113.

[244] Slade GD. Derivation and validation of a short-form oral health impact profile. Community Dent Oral Epidemiol 1997; 25: 284–290.

[245] Slade GD. The Oral Health Impact Profile. In: Slade GD (Hrsg.). Measuring Oral Health and Quality of Life. Chapel Hill: Department of Dental Ecology, School of Dentistry, University of North Carolina; 1997. S. 93–104.

[246] Slade GD, Ghezzi EM, Heiss G, Beck JD, Riche E, Offenbacher S. Relationship between periodontal disease and C-reactive protein among adults in the Atherosclerosis Risk in Communities study. Arch Intern Med 2003; 163: 1172–1179.
[247] Slots J. Update on general health risk of periodontal disease. Int Dent J 2003; 53 Suppl 3: 200–207.
[248] Soto-Rojas AE, Kraus A. The oral side of Sjogren syndrome. Diagnosis and treatment. A review. Arch Med Res 2002; 33: 95–106.
[249] Southerland JH, Moss K, Taylor GW, et al. Periodontitis and diabetes associations with measures of atherosclerosis and CHD. Atherosclerosis 2012; 222: 196–201.
[250] Sreebny LM. Saliva in health and disease: an appraisal and update. Int Dent J 2000; 50: 140–161.
[251] Statistisches Bundesamt. Bevölkerung Deutschlands bis 2060 – 13. koordinierte Bevölkerungsvorausberechnung. Wiesbaden: Statistisches Bundesamt; 2015.
[252] Statistisches Bundesamt. Pflegestatistik – Ambulante und stationäre Pflegeeinrichtungen: Grunddaten, Personalbestand, Pflegebedürftige, Empfänger und Empfängerinnen von Pflegegeldleistungen. Wiesbaden: Statistisches Bundesamt; 2016.
[253] Statistisches Bundesamt. Sterbetafeln – Ergebnisse aus der laufenden Berechnung von Periodensterbetafeln für Deutschland und die Bundesländer. Wiesbaden: Statistisches Bundesamt; 2016.
[254] Steele JG, Sanders AE, Slade GD, et al. How do age and tooth loss affect oral health impacts and quality of life? A study comparing two national samples. Community Dent Oral Epidemiol 2004; 32: 107–114.
[255] Steele JG, Treasure E, Pitts NB, Morris J, Bradnock G. Total tooth loss in the United Kingdom in 1998 and implications for the future. Br Dent J 2000; 189: 598–603.
[256] Stewart JE, Feinle-Bisset C, Golding M, Delahunty C, Clifton PM, Keast RS. Oral sensitivity to fatty acids, food consumption and BMI in human subjects. Br J Nutr 2010; 104: 145–152.
[257] Stober T, Danner D, Lehmann F, Seche AC, Rammelsberg P, Hassel AJ. Association between patient satisfaction with complete dentures and oral health-related quality of life: two-year longitudinal assessment. Clin Oral Investig 2012; 16: 313–318.
[258] Strassburger C, Heydecke G, Kerschbaum T. Influence of prosthetic and implant therapy on satisfaction and quality of life: a systematic literature review. Part 1 – Characteristics of the studies. Int J Prosthodont 2004; 17: 83–93.
[259] Strassburger C, Kerschbaum T, Heydecke G. Influence of implant and conventional prostheses on satisfaction and quality of life: A literature review. Part 2: Qualitative analysis and evaluation of the studies. Int J Prosthodont 2006; 19: 339–348.
[260] Sukumar S, John MT, Schierz O, Aarabi G, Reißmann DR. Location of prosthodontic treatment and oral health-related quality of life – an exploratory study. J Prosthodont Res 2015; 59: 34–41.
[261] Suzuki K, Nomura T, Sakurai M, Sugihara N, Yamanaka S, Matsukubo T. Relationship between number of present teeth and nutritional intake in institutionalized elderly. Bull Tokyo Dent Coll 2005; 46: 135–143.
[262] Szentpetery AG, John MT, Slade GD, Setz JM. Problems reported by patients before and after prosthodontic treatment. Int J Prosthodont 2005; 18: 124–131.
[263] Taylor GW, Burt BA, Becker MP, et al. Non-insulin dependent diabetes mellitus and alveolar bone loss progression over 2 years. J Periodontol 1998; 69: 76–83.
[264] Taylor GW, Graves DT, Lamster IB. Periodontal disease as a complication of diabetes mellitus. In: Lamster IB (Hrsg.). Diabetes Mellitus and Oral Health: An Interprofessional Approach. Hoboken, NJ, USA: John Wiley & Sons, Inc; 2014.

[265] Thomson WM, Chalmers JM, Spencer AJ, Williams SM. The Xerostomia Inventory: a multi-item approach to measuring dry mouth. Community Dent Health 1999; 16: 12–17.
[266] Tinetti ME. Performance-oriented assessment of mobility problems in elderly patients. J Am Geriatr Soc 1986; 34: 119–126.
[267] Tonetti MS. Periodontitis and risk for atherosclerosis: an update on intervention trials. J Clin Periodontol 2009; 36 Suppl 10: 15–19.
[268] U.S. Department of Health and Human Services. Oral Health in America: A Report of the Surgeon General – Executive Summary. Rockville, MD; U.S: National Institutes of Health; 2000.
[269] Unluer S, Gokalp S, Dogan BG. Oral health status of the elderly in a residential home in Turkey. Gerodontology 2007; 24: 22–29.
[270] Van der Weijden GA, Timmerman MF. A systematic review on the clinical efficacy of subgingival debridement in the treatment of chronic periodontitis. J Clin Periodontol 2002; 29 Suppl 3: 55–71; discussion 90-51.
[271] Vigild M. Dental-Caries and the Need for Treatment among Institutionalized Elderly. Community Dent Oral Epidemiol 1989; 17: 102–105.
[272] Walter MH, Woronuk JI, Tan H-K, et al. Determinants of oral health-related quality of life in a cross-cultural German-Canadian sample. J Public Health 2007; 15: 43–50.
[273] Walton JN, Glick N, Macentee MI. A randomized clinical trial comparing patient satisfaction and prosthetic outcomes with mandibular overdentures retained by one or two implants. Int J Prosthodont 2009; 22: 331–339.
[274] Ware JE, Jr., Sherbourne CD. The MOS 36-item short-form health survey (SF-36). I. Conceptual framework and item selection. Med Care 1992; 30: 473–483.
[275] Ware JE, Kosinski M, Turner-Bowker DM, Gandeck B. How to score version 2 of the SF-12 HEALTH Survey. Lincoln, RI: Quality Metric Incorporated; 2002.
[276] Watt RG, Heilmann A, Listl S, Peres MA. London Charter on Oral Health Inequalities. J Dent Res 2016; 95: 245–247.
[277] Wei Z, Du Y, Zhang J, Tai B, Du M, Jiang H. Prevalence and Indicators of Tooth Wear among Chinese Adults. PLoS One 2016; 11: e0162181.
[278] Weijenberg RA, Scherder EJ, Lobbezoo F. Mastication for the mind – the relationship between mastication and cognition in ageing and dementia. Neurosci Biobehav Rev 2011; 35: 483–497.
[279] Weikert C, Hoffmann K, Dierkes J, et al. A homocysteine metabolism-related dietary pattern and the risk of coronary heart disease in two independent German study populations. J Nutr 2005; 135: 1981–1988.
[280] Wickert M, John MT, Schierz O, Hirsch C, Aarabi G, Reißmann DR. Sensitivity to change of oral and general health-related quality of life during prosthodontic treatment. Eur J Oral Sci 2014; 122: 70–77.
[281] Wilson SR, Strub P, Buist AS, et al. Shared treatment decision making improves adherence and outcomes in poorly controlled asthma. Am J Respir Crit Care Med 2010; 181: 566–577.
[282] Witter DJ, Cramwinckel AB, van Rossum GM, Kayser AF. Shortened dental arches and masticatory ability. J Dent 1990; 18: 185–189.
[283] Wolfart S, Moll D, Hilgers RD, Wolfart M, Kern M. Implant placement under existing removable dental prostheses and its effect on oral health-related quality of life. Clin Oral Implants Res 2013; 24: 1354–1359.
[284] Wolfart S, Müller F, Gerss J, et al. The randomized shortened dental arch study: oral health-related quality of life. Clin Oral Investig 2014; 18: 525–533.
[285] Wolfart S, Quaas AC, Freitag S, Kropp P, Gerber WD, Kern M. Subjective and objective perception of upper incisors. J Oral Rehabil 2006; 33: 489–495.

[286] Wolff A, Ship JA, Tylenda CA, Fox PC, Baum BJ. Oral mucosal appearance is unchanged in healthy, different-aged persons. Oral Surg Oral Med Oral Pathol 1991; 71: 569–572.
[287] Wu B, Plassman BL, Crout RJ, Liang J. Cognitive function and oral health among community-dwelling older adults. J Gerontol A Biol Sci Med Sci 2008; 63: 495–500.
[288] Yamaga T, Yoshihara A, Ando Y, et al. Relationship between dental occlusion and physical fitness in an elderly population. J Gerontol a-Biol 2002; 57: M616–M620.
[289] Yekkalam N, Wanman A. Associations between craniomandibular disorders, sociodemographic factors and self-perceived general and oral health in an adult population. Acta Odontol Scand 2014; 72: 1054–1065.
[290] Yesavage JA, Brink TL, Rose TL, et al. Development and validation of a geriatric depression screening scale: a preliminary report. J Psychiatr Res 1982; 17: 37–49.
[291] Zembic A, Wismeijer D. Patient-reported outcomes of maxillary implant-supported overdentures compared with conventional dentures. Clin Oral Implants Res 2014; 25: 441–450.
[292] Zenthofer A, Cabrera T, Rammelsberg P, Hassel AJ. Improving oral health of institutionalized older people with diagnosed dementia. Aging Ment Health 2015; 1–6.
[293] Zenthofer A, Dieke R, Dieke A, Wege KC, Rammelsberg P, Hassel AJ. Improving oral hygiene in the long-term care of the elderly – a RCT. Community Dent Oral Epidemiol 2013; 41: 261–268.
[294] Zheng J, Wong MC, Lam CL. Key factors associated with oral health-related quality of life (OHRQOL) in Hong Kong Chinese adults with orofacial pain. J Dent 2011; 39: 564–571.
[295] Zimmer S, Bergmann N, Gabrun E, Barthel C, Raab W, Ruffer JU. Association between oral health-related and general health-related quality of life in subjects attending dental offices in Germany. J Public Health Dent 2010; 70: 167–170.
[296] Zipf G, Chiappa M, Porter KS, Ostchega Y, Lewis BG, Dostal J. National health and nutrition examination survey: plan and operations, 1999–2010. Vital Health Stat 1 2013; 1–37.

Stichwortverzeichnis

Abfraktion 27
Abrasion 26
Adult Dental Health Survey (ADHS) 25
AKABe BW 96
Alterszahnmedizin 98
Alveolarknochen 21
American Heart Association (AHA) 40
Antihypertonikum 2
arteriosklerotische Plaques 39, 40
Arthrose 10
Ästhetik 4, 49
Atherosclerosis-Risk-in-Communities (ARIC)-Studie 38
Attachmentverlust 31, 55
Attrition 26

Behandlungsplan 77
Behandlungsstrategie 86
Belastbarkeitsstufe 73, 74
Berliner Altersstudie (BASE) 17
Betreuungshäufigkeit 70
Bevölkerungspilz 6
Bevölkerungspyramide 6
Bevölkerungszahl 8
Bildung 67
Bildungsgrad 68

Claussen Simon-Stiftung 98

Demenz 42
Dentes permanentes 48
Dentin 20
Depression 10
Deutschen Mundgesundheitsstudie (DMS) 25
Diabetes mellitus 10, 37, 40, 41
Discus artikularis 23
DMF-T 16, 27, 28
duales Konzept 95

Einkommen 68
Entscheidungsfindung 92
Entscheidungsfindungsprozess 94
Ernährung 45
Ernährungsmuster 85
Erosion 27

Fortbildung 86
Frontzähne 49
funktionelle Kapazität 70, 73, 74

geriatrisches Assessment 73, 76
gesundheitsbezogene Lebensqualität 46
Gingiva 21
Gingivitis 62

Helkimo-Index 35
Herz-Kreislauf-Erkrankung 37
Hypercholesterinämie 10

Implantat 52, 54
Inanspruchnahme 67, 69, 71
Inanspruchnahmeverhalten 63, 65, 66
Informationsmaterial 97
Initiative 97
Integritätsverlust 59

Karies 27, 62, 63
Kaufähigkeit 43, 44, 50, 51
Kaufunktion 45, 51
Kiefergelenkgeräusch 35, 36
Kiefergelenksarthrose 23
Kieferklemme 35
Klaus Rating-Stiftung 98
klinischer Attachmentverlust 30
Kontaktrate 65, 66
Kontrolluntersuchung 65
Kooperationszahnarzt 97
koronare Herzkrankheit (KHK) 37–40
kraniomandibuläre Dysfunktion (CMD) 34, 47

Landesarbeitsgemeinschaft Zahnmedizin für Pflegebedürftige (LAGP) 97
Lebenserwartung 5, 6, 8

München 95
Mangelernährung 85
Mastikation 50
Mediterrane Diät 85, 86
Milchgebiss 48
MobiDent 89, 90
mobile Behandlungseinheit 88, 89
mobiler Behandlungsstuhl 88, 89
Mobilität 70

Stichwortverzeichnis

Multimorbidität 8, 9, 67, 70
Mundöffnungsbehinderung 36
Mundgesundheit 1, 45
mundgesundheitsbezogene Lebensqualität 3, 46
Mundhygiene 43, 82
Mundtrockenheit 34, 44

National Diet and Nutrition Survey 44
National Health and Nutrition Examination Survey (NHANES) 25

Oral Health Impact Profile (OHIP) 3
orale Tumore 32

parafunktionelle Aktivität 19
parodontale Erkrankung 55, 56
Parodontitis 41, 47, 62
Parodontitistherapie 57
Partizipation 93
partizipative Entscheidungsfindung (PEF) 94
Patientenautonomie 92, 93
Pflegebedürftigkeit 11
Pflegedienstleitung 79
Pflegeeinrichtung 88, 97
Pflegegrad 12, 13
Pflegeheim 83
Pflegekraft 71, 82
Pflegestärkungsgesetz II 12
Pflegestufe 12, 13
ph-Wert 19
Plattenepithelkarzinom 57
Präkanzerose 32
Praxis 87
Primärprävention 77
professionelle Zahnreinigung (PZR) 83, 84
Prothesenbürste 81
psychische Erkrankung 42
psychosoziale Mundgesundheit 2
Pulpa 20, 21
Pulpitis 47

Reizspeichel 22, 23
Restaurationsquote 19

Ruhespeichel 22, 23

Sanierungsgrad 16
Schleimhautveränderung 31
Schmerzen 46, 47
Schulungen 82, 83
Sekundärprävention 78
SHIP 49
Sjögren-Syndrom 2, 58
Sondierungstiefe 30, 56
sozioökonomischer Status 68
Speichel 19
Speicheldrüse 22
Speichelmenge 22
Speichelzusammensetzung 22
systemische Entzündungsmediatoren 38

Teamwerk – Zahnmedizin für Menschen mit Behinderungen 95
Tertiärprävention 78
Totalprothese 52, 81

Ulcus 57

Wurzelkaries 28

Xerostomie 34, 57, 58

Zähne 18
Zähneknirschen 19
Zähnepressen 19
Zahnarzt 71, 86
Zahnarztbesuch 64
Zahnarztmobil 88, 91
Zahnbürste 79, 84
Zahnersatz 52
Zahnfleischtasche 31
Zahnhalteapparat 18, 21
Zahnlosigkeit 29
Zahnmobil 91
Zahnschmelz 19
Zahnversicherung 69
Zufriedenheit 3